女性密码

〔美〕艾丽莎·维蒂（Alisa Vitti）◎著　　〔美〕孙博◎译

U0217207

北京科学技术出版社

WOMANCODE: Perfect Your Cycle, Amplify Your Fertility, Supercharge Your Sex Drive, and Become a Power Source, Copyright ©2013 by Alisa Vitti. Published by arrangement with Harper Wave, an imprint of HarperCollins Publishers.

著作权合同登记号 图字：01-2022-6267

图书在版编目（CIP）数据

女性密码 /（美）艾丽莎·维蒂（Alisa Vitti）著；（美）孙博译. -- 北京：北京科学技术出版社，2023.2（2025.3 重印）
书名原文：Woman Code
ISBN 978-7-5714-2648-4

Ⅰ.①女… Ⅱ.①艾… ②孙… Ⅲ.①女性－保健
Ⅳ.① R173

中国版本图书馆 CIP 数据核字（2022）第 209241 号

策划编辑：	宋　晶
责任编辑：	白　林
文字编辑：	王元秀
责任印制：	吕　越
出 版 人：	曾庆宇
出版发行：	北京科学技术出版社
社　　址：	北京西直门南大街 16 号
邮政编码：	100035
电话传真：	0086-10-66135495（总编室）
	0086-10-66113227（发行部）
网　　址：	www.bkydw.cn
经　　销：	新华书店
印　　刷：	天津联城印刷有限公司
开　　本：	889 mm×1194 mm　1/32
印　　张：	8.75
字　　数：	195 千字
版　　次：	2023 年 2 月第 1 版
印　　次：	2025 年 3 月第 4 次印刷

ISBN 978-7-5714-2648-4

定　价：79.00 元

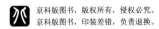

前　言

现在请你回想一下上小学五六年级或中学时第一次来月经的情况。你和你的同学或家人谈论过这件事情吗？如果你曾有月经量过多、月经周期不规律或痛经等问题，你的身边是否有过一位优秀的医生确切地告诉你，你需要做些什么来与你的身体和月经周期建立健康的伙伴关系。有没有人告诉过你，你的月经周期、皮肤状况和大便情况都可以反映出你体内的激素水平是否平衡？有没有人告诉过你，如何用自然的方法让身体达到健康平衡状态？

你曾经使用过避孕药来"调节"月经周期吗？目前，全世界数以百万计的女性正在接受一系列的药物和合成激素治疗，这些医疗手段都旨在掩盖激素失衡的症状，它们都无法解决激素失衡带来的月经周期不规律、生育能力减弱和性欲低的问题。

在这些治疗中最常使用的药物是避孕药，它会影响代谢，从而进一步扰乱女性的激素周期（例如，服用避孕药会增加人体对叶酸和维生素 B_{12} 的需求量，然而这两种维生素在许多女性体内已经处于缺乏状态）。

让女性通过服用避孕药和其他药物来调节月经周期，提高生育能力或增加性欲，就好比用一块胶带贴住汽车仪表盘上闪烁的发动机故障指示灯，假装你已经解决了发动机的问题，而不是打开引擎盖去寻找出根本问题。

作为一名通过了资格认证的妇产科医生，我花了很多年的时间去寻找治疗效果更好、配方更精良的药物以解决女性激素失衡的问题。我一直都知道，一定有更好的办法。这就是为什么我写了《女人的身体　女人的智慧》这本书。这本书在最初出版时观点还是相当激进的。令人高兴的是，当时许多女性已经凭直觉意识到药物和手术并不能解决全部问题。当时的我并没有意识到我其实开辟了一条小路，而艾丽莎·维蒂和其他人现在正在把这条小路修建成一条通往女性智慧的高速公路。事实上，在女性健康领域，艾丽莎是新一代健康思想领袖中的一员，她站在真正帮助女性了解如何更好地照顾和治愈自己的身体这场攻坚克难之战的最前沿，为帮助女性拥有规律的月经周期、最佳的生育能力和健康的性欲而不断努力。

对需要解决激素问题的女性来说，艾丽莎的方案可靠易行，可以带来切实的变化。相信当你读到那些因使用艾丽莎的方案而使月经周期稳定，成功受孕，以及在不借助药物或手术的情况下恢复了性欲、精力和平复了情绪的案例时也会感到兴奋。本书结构清晰，科学合理，内容通俗易懂，因此任何人都可以理解其中的原理并明白如何运用它们。艾丽莎的目标是帮助所有女性了解女性独特的生理特点，使得自己的激素保持平衡成为女性的第二天性。

为了深入了解艾丽莎在激素平衡领域有多重要，除了知道她拥有健康教练的专业知识之外，你还需要知道，她还拥有一些我视为医生灵魂的品质。你可以想象一下，一个名叫艾丽莎·维蒂的聪明的六年级学生，对自己体内激素的变化非常着迷，甚至还在学校里成立了一个月经俱乐部。在这个俱乐部里，她和她的同学因为月经周期而建立了密切的联系。可在当时，公开讨论月经问题其实是西方社会的一个禁忌。现在再来说说她对卵巢的关注。当然了，那时艾丽莎的卵巢又大又厚实，这不是开玩笑，是真的硕大，后来，她被诊断出患有多囊卵巢综合征。多囊卵巢综合征的典型症状是闭经、体重增加且减重困难、面部长出毛发和不孕。除了服用避孕药、血糖调节剂、促排卵药物和少数情况下实施手术治疗外，几乎没有药物可以用于这种疾病的治疗。

聪明又勇敢的艾丽莎并没有选择屈服，她决定不能简单粗暴地用药物胶带遮盖住她的卵巢和其他内分泌系统的故障指示灯。否则那样就不是她了。她选择无视她的诊断结论：多囊卵巢综合征是无法治愈的，并可能面临终身不孕和一直处于肥胖的状态。（注意：并非所有患有多囊卵巢综合征的女性都有体重问题，但大多数都有。）艾丽莎并没有采取传统的医学治疗方案，而是像任何像她这样的科学怪人通常会做的那样，让她的卵巢问题引领她走上一条不同的探索之路，去寻找患病的真正原因。在这段旅程中，她深入研究了食物的食疗作用，以及如何用它们滋养内分泌系统，使其恢复健康。她想找到真正的解决方案，而不仅仅是在指示灯贴上一块漂亮的药物胶带。

她取得了巨大的成功。她不仅解决了自己的健康问题，还通过她在纽约的治疗中心和网站帮助世界各地数以千计的女性摆脱了月经紊乱、不孕症和性欲低带来的困扰。她们都学会了与自己的身体合作，学会如何保持激素平衡，解决月经问题，恢复性欲和生育能力。这些都不需要昂贵的药物和手术。

你手中拿着的正是艾丽莎的宝贵成果，她为寻找自己的女性健康密码付出巨大努力。现在，她将这个宝贵成果赠予你。这本书条理清晰、内容实用，可以解决当今众多女性面临的最普遍、最常见的妇科问题。你一直在寻找的答案就在本书中。在艾丽莎的指导下，你也可以找到属于自己的富有创造力的健康方案。

我相信每位女性都应该学会如何积极主动地用食物替代药物来保持体内激素平衡，以便让身体更加健康，生活更加美好。看着艾丽莎和她的 FLO 生活中心这些年来的发展，我知道我正在把你托付给一位有经验的优秀人士。

克里斯蒂安·诺斯鲁普
医学博士、美国妇产科学院院士、《女人的身体 女人的智慧》
和《更年期的智慧》的作者

概　述

　　目前有一种流行病正在世界各地的女性之间悄无声息地蔓延开来：激素失衡。超过 2000 万的美国女性有多囊卵巢综合征、子宫肌瘤、子宫内膜异位症、痛经、月经不调、月经量过多，以及甲状腺和肾上腺问题。避孕药自问世以来，就一直会被用在那些有内分泌问题的 17 岁以下的女孩身上，用于缓解症状。事实上，本书要传递的一个关键信息是，现在的年轻女性正在遭受她们的母亲、姐姐曾经遭受过的疾病的折磨，甚至这些疾病出现的时间更早、病情更严重。不仅如此，现在的年轻女性身上甚至还出现了上一辈的女性从未经历过的新的病情。目前而言，激素替代疗法的应用普及程度达到了历史最高水平。在美国，每十对夫妇中就有一对不孕，而子宫切除手术仍然是实施最多的女性手术。

　　我们女性迫切希望恢复激素的平衡，保持生育能力，让体内的激素分泌能维持年轻时的状态，但是现代的妇科护理无法满足我们的这些需求。

　　激素影响着一切。你是否有痤疮、油性头发、头皮屑过多、皮肤干燥、抽筋、头痛、易怒、疲惫、便秘、月经不调、月经量过多、凝血功能障碍、脱发、体重增加、焦虑、失眠、不孕、性欲下降或难以抑制食欲等问题？你感觉你的身体失去了理智？实际上，并非你的身体失去了理智，这都是激素分泌紊乱的结果。女性常常因这些看似随机出现的、彼此没有关联的症状而困惑，她们从来没有想过这些症状之间其实是有联系的，它们都是因为激素变化而产生的。提到"激素"这个词时，很多人通常感到很茫然或认为它只与50岁以上的女性有关。但事实是，早在你尚在母亲的子宫里时，激素就已经影响着你。激素的影响贯穿你的整个童年期和青春期，直至现在这一刻。你知道你的激素正在做什么吗？它们正在努力保持平衡，并试图让你摆脱上述问题的困扰。可是，你知道你的一些行为可能会干扰你的激素平衡、破坏它们的努力成果吗？如果你想解决激素失衡问题，让你的身体和生活回到正轨，你知道从哪里入手吗？你要知道，你的健康问题取决于激素是否平衡。

有很多人能做到事业、爱情、旅行和家庭兼顾，但做到方方面面都兼顾的代价是我们常常忘记为身体提供其所需要的支持。当今社会流行的饮食方式和生活方式使女性面临着许多与生殖健康有关的问题。这些问题会在我们的青春期、孕期和更年期对我们的身体造成不同程度的影响。

我相信，当身体不再处于健康有力、蓬勃向上的状态时，我们就会与自己的生活脱节，并失去生命中的各种可能性，偏离人生的目标。当我们不健康、不快乐时，我们就会迷失方向。我们中有太多人在错误的地方、错误的医生那里寻找治愈的方法，结果遭受了很多不必要的痛苦。我们必须要做的是了解我们的内分泌系统是如何运行的，以及如何使我们内在的女性能量与我们的激素分泌保持一致。这将有助于预防慢性妇科疾病，并引导我们走向充实的人生。

那么解决方案是什么呢？在这本书中，我将让你了解清除对激素平衡造成干扰的因素是多么容易，这有助于缓解不适；然后我还会指导你践行书中的"女性健康管理方案"以维持激素平衡。具体来说，我将一步一步指导你如何让体内的激素恢复平衡，并重新设定激素的基准线，确保在以后的日子里也能获得最佳的健康和幸福。我的方案主要通过以下两个方面在激素失衡的情况下起作用：一是找到激素失衡的根本原因；二是通过食用有食疗作用的食物和改变生活方式来循序渐进地使内分泌系统恢复最佳功能。这一切都是为了让你的月经周期变得规律，可以成功受孕和增加你的性欲。

你能想象当生活中的所有事情都在有条不紊地进行、好事接二连三地发生时感觉有多棒吗？我找到了获得这种好的感觉的方法。我在治愈自己的多囊卵巢综合征的过程中，以及在曼哈顿的 FLO 生活中心与数千名女性合作的过程中发现，有一个公式可以帮助你找到自己的生物节律并保持激素平衡。具体来说，就是在接下来的章节中将要介绍的女性健康管理方案——通过改变饮食和生活方式来改善健康。

在这本书中，我会教你使用具有食疗作用的食物让与激素平衡有关的器官变得健康；帮助你重塑完美的女性自我、重新拥有女性能量和完成人生目标；并鼓励你与志同道合的朋友建立社会联系。我的方案适于可能面临生殖健康问题的各个年龄阶段的女性——从 20 多岁到 40 多岁。当然，对女性来说，越早开始践行我的方案越好。

多囊卵巢综合征、经前期综合征、子宫肌瘤、卵巢囊肿、抑郁症、甲状腺问题、肾上腺疲劳、肠易激综合征、闭经、痛经、原因不明的不孕症、性欲低、痤疮、酒渣鼻、湿疹、体重问题、人乳头状瘤病毒感染，有这么多医学术语用于描述女性疾病。一个方案是如何预防和治疗这么多不同的疾病的呢？

方法很简单。简单到在日常生活中你都不会注意到这些方法。在本书中，我将揭开谜底。通过阅读，你会了解到一些我早年实践中的发现——激素总是在努力寻求平衡，当你扰乱控制激素的内分泌系统时，你就会出现一个轻微症状，然后一个症状接着另一个症状相继出现，直到最后发展为某种疾病。由于每名女性的遗传易感性和生活方式不同，不同人表现出的症状可能会有所不同，关注症状或疾病状况不如关注症状或疾病的根本原因更有效。通过找到内分泌失调的根本原因并进行适当治疗，我们实际上可以帮助内分泌系统进入自愈模式，让你的激素不再紊乱。这是因为内分泌系统的运行是有规律的。一旦你对激素是如何工作的有了更深入的了解，你的内分泌系统将不再是神秘的，你会确切地知道需要为它做些什么才能使它的功能得到改善。

本书还将成为妇科医生、内分泌学家和体外受精专家的宝典，他们会将书中的方法作为一种补充疗法和解决方案提供给患者。为了提高妇科护理的水平，所有女性和妇科医生必须尽可能早地开始合作。我相信未来的医学将是一种新的合作模式——人们对自己的健康承担更多的责任，而不是在生病时完全依靠医生。在这种新的模式中，人们将对自己的身体是如何运行的以及日常需要做些什么来照顾自己的身体有更深入的了解。当出现疾病时，人们可以向由不同专业的优秀从业者组成的医疗团队寻求指导。患者知道去哪里能获得正确的信息，而不是期望在一位医生那里得到所有答案，最重要的是，人们将知道如何倾听自己身体，让身体发出的信号引导自己找到所需的解决方案。

我相信妇科医生、患者和 FLO 生活中心之间建立的这种新关系可以改变女性医疗保健的模式。大多数女性对激素知之甚少，正因为如此，她们在面临与月经周期、生育能力和性欲相关的问题时做出的选择给自己的健康造成了长期负面影响。对我所认识的女性（哪怕是最聪明的那个）来说，学校的性教育课是她们第一次（同时是最后一次）正式了解自己的身体、月经和激素。关于身体的其余信息都是从杂志和朋友那里获得的。

我设想的新模式就像一个金字塔，每一位站在金字塔顶层的女性都可以通过获得全方位的支持而受益，同时也能更积极主动地参与自己的治疗过程——会定期去看医生、做检查，包括血液检查和身体检查；如果目前正在尝试某种新的食物和补剂，而这些尝试让人感觉还不错，医生对此能够持一种开放的态度并予以支持；每天都能从 FLO 生活中心获得营养支持方案和全面的健康指导，这些可以将人们从与身体的被动关系中解救出来。做到上述这些的女性就能在缓解身体不适症状、补充营养和自我护理、保持健康这些方面处于主动地位。

最后，我要强调一点，本书的使命不仅仅是让我们的内分泌系统恢复生机和活力。在与众多激素失衡的女性共事多年后，我了解到，为了健康而保持健康对我们来说还不够，至少从长远来看不够。当身体健康、感觉良好时，我们就会充满能量并朝着梦想的方向前进，创造自己想要的生活。这就是为什么我如此热衷于帮助女性：当我们的内分泌系统处于最佳状态时，我们会对自己和生活充满热情。这样一来，我们会吸引更多的机会，享受创造性自我表达的时刻，并与他人建立更密切的关系。那时，我们会感受到我们生命的力量及我们最大的潜力。本书揭示了女性健康的关键密码，为治愈激素失衡这一无声的流行病提供了强大的解决方案。它一定会让每一位女性都拥有更健康、更有活力、更鼓舞人心的未来。到时候，大家都会以一种新的方式与自己的身体联系起来，拥有最美好的生活。

我有幸见证了这么多女性因使用我的方案而恢复健康。在我经营FLO生活中心的这些年里，我与世界五大洲的女性合作得很愉快。我曾经接到过一位医生的电话，问我对他们的患者做了什么，让一个需要手术切除的卵巢囊肿完全消失了。我还见过子宫肌瘤缩小、子宫内膜异位症得以控制、焦虑和抑郁情绪减轻的案例；我见过一些女性体重减掉了几十甚至上百千克；我见过很多女性在体外受精失败后成功怀孕。我曾帮助女性成功戒掉避孕药而没有出现戒断反应；我还帮助过很多女性恢复了活力，并在这个过程中激发出了她们对生活的热情，从而使她们找到了人生目标。我非常热爱我的工作，能与大家分享我的成果，我感到非常荣幸和激动。这是我的旅程，也是你们的旅程，是时候在这个长期不被重视的女性健康领域展开一次新的对话，重启新的篇章了。

目 录

第 1 部分　破解女性健康密码 /1

第 1 章　是时候摆脱月经的折磨了 /3

我想要谢谢我的月经 /6

人人都有一段故事——这就是我的故事 !/7

当说 "不" 是唯一的选择时 /10

一个足以改变一切的发现 /13

把我的方案介绍给更多的女性 /15

平衡激素，改善生活 /17

女性健康管理方案 /18

你的故事是什么 ?/19

女性健康管理方案适合你吗 ?/20

与艾丽莎一对一时间 /25

第 2 章　当健康的女性遭遇坏的激素 /26

内裤里到底发生了什么？/28

每位女性都是独一无二的 /34

解码激素线索 /37

发现生物蓝图 /39

终极合作伙伴 /42

卵巢誓言 /44

与艾丽莎一对一时间 /45

第 3 章　当女孩遇见身体 /48

我是如何爱上内分泌系统的？/50

从头到卵巢：破解女性健康密码 /55

激素互助小组 /57

挖掘女性健康密码信号 /63

我对你的承诺 /64

与艾丽莎一对一时间 /67

第 2 部分　女性健康管理方案 /69

第 4 章　滋养内分泌系统 /71

各种症状与内分泌系统的联系 /72

女性健康管理方案第 1 步——稳定血糖水平 /80

女性健康管理方案第 2 步——滋养肾上腺 /91

女性健康管理方案第 3 步——支持排毒系统 /98

4 天重启女性健康密码系统 /104

第 5 章　从恶性循环到良性循环 /128

女性健康管理方案第 4 步——与月经周期同步 /130

用食物促进你与你的月经周期同步 /140

与月经周期同步和运动 /149

实现与月经周期同步的敲门砖 /150

重建与身体的关系 /153

与艾丽莎一对一时间 /156

第 6 章　生活总有意外——灵活应对的生存策略 /157

激素信号的暗示 /159

你的健康：终极实验 /161

管理动态公式 /164

对身体信号保持敏感 /176

与艾丽莎一对一时间 /182

第 7 章　忠于内在的女性能量 /185

你的能量状况是怎样的 ?/190

女性健康管理方案第 5 步——激发女性能量 /194

持续进行自我更新 /198

如星光一样璀璨的你 /201

与艾丽莎一对一时间 /207

第 3 部分　全面优化 /209

第 8 章　优化生育能力 /211

为宝宝创造空间 /216

有益于提高生育能力的食物和补剂 /218

极富创造力的身体 /224

卫生、X 线、细菌与长期生育能力之间的关系 /228

与艾丽莎一对一时间 /233

第 9 章　重获性欲 /236

身体对性的反应 /239

脑对性的反应 /241

性欲与月经周期同步 /245

用性爱平衡激素 /248

激情被点燃 /250

给予和接受 /253

与艾丽莎一对一时间 /257

后记　以基于生物节律的生活方式生活 /259

加入女性健康管理方案 /260

成为女性健康密码的代表 /260

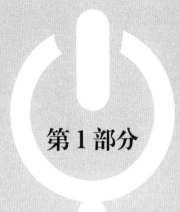

第 1 部分

破解
女性健康
密码

第 1 章　是时候摆脱
　　　　月经的折磨了

你认为月经是一种负担？你并不孤单，还有很多女性也存在这样的想法。你对自己的生育能力感到担忧，而且你看到身边的许多女性似乎也有难以受孕的经历？这并不是你臆想出来的。你正处在20多岁、30多岁或40多岁的年龄，但你的性欲却在衰减？你也并不孤单，因为不是只有你正面临着这个问题。你在日常生活、职业生涯和人际关系中理性大于感性？那这本书正是你需要的。你曾经认为你的身体处于混乱的状态中？阅读本书后，你的想法将会改变。我要告诉每一位女性，我们的身体并不是只能每天被动地承受痛苦、疲倦、责备和困惑，我们的身体有能力做得更多、更好。当我们能够听懂自己的身体发出的信号时，我们就能帮助我们的身体痊愈，并利用我们的身体创造我们想要的生活。

我知道上面这些话听起来可能有些难以置信，也许此时你正蜷缩在一个电热毯上，沮丧地对着眼前十几本自我赋能的书，等待你的医生回电；也许你已经厌倦了那些无效的方案和药物疗法。在过去的10年间，我在曼哈顿成功地组织了一项关于整体健康的实践项目，旨在帮助参与项目的女性重回激素平衡的状态，让她们的健康和幸福水平达到令人惊叹的高度。这些女性找到我时，皆处于身心俱疲的状态。她们的月经紊乱，难以怀孕；她们服用了一系列药物（包括抗抑郁药物）；她们没有性欲或缺乏活力，对自己的事业失去了热情，找不到自己的人生目标，非常迷茫；她们中的很多人都处在一段不幸福的亲密关系中。

我邀请这些女性开始学习与女性生理功能和激素有关的知识并观察她们的生理功能变化和激素变化，然后我见证了她们身上发生的不可思议的变化。这些倍感沮丧的女性最终竟爱上了自己的激素和生理功能，要知道，曾经导致她们肌肉痉挛、囊肿和抑郁的正是紊乱的激素和生理功能。一旦这些女性开始了解人体运行规律并按照我的方案调节她们的激素水平，她们就会意识到自己的身体其实是足够强大的、可以自愈的，而且她们还能学会如何利用身体强大的力量让自己生活得更好。这些令人感到惊奇的转变让我意识到我应该致力于把我的经验分享给更多人。

这些女性的经历以及我将要教授给你的，正是解开你自己女性健康密码的钥匙。从最基本的来说，女性健康密码与女性的内分泌系统有关。它是你的身体调节自己运行状态的工具。想要了解你的女性健康密码，你就要从深层次理解你的身体是如何运行的。当你掌握了破解密码的能力时，你就能读懂你的内分泌系统发出的信号（迹象和症状）了。然后，你才能了解自己的身体，并在日常生活中与之协作，让身体处于激素平衡的自然状态。显然，掌握自己的女性健康密码最非凡的作用是会赋予你遵循女性生物节律来生活的能力。

假如我告诉你，在你真正了解了你的身体是如何运行的，并且通过调整饮食和生活方式对激素的分泌产生一定影响的过程中，你会逐渐找到自己的生物节律，且注意力更集中、情绪更稳定、更具活力，并可以过上更好的生活；此外，你还可以经营自己的事业，拥有良好的人际关系，在精力允许的范围内尽可能多地追求乐趣和冒险，你有何感想？你会很兴奋，并想尝试一下，对吗？用不了多久，你就会和我的患者一样的想法：照顾好自己的身体是一件十分有意义的事，不仅能使你恢复健康，还会让你拥有最充实的生活。你要做的最重要的事情是要了解自己的身体是如何运行的，体内激素失衡的根本原因是什么，以及每天需要做些什么以维持激素平衡。你要知道，你的目的不是达到"完美健康"的状态，因为这在自然界中是根本不存在的，对你的身体也毫无意义。我可以帮助你的是让你搞清楚自己的身体是如何运行的，指导你如何通过三餐为身体提供所需的营养，并让你学会倾听身体的需求来更好地管理自己与身体的关系，让你的身体成为你实现梦想和追求的好帮手。

你为什么要如此信任我，选我做你的导师呢？因为我是一名健康教练；我所学的专业是女性生殖内分泌学；我将使用功能营养学的方法，通过一些特定的具有食疗作用的食物改善你的生理功能。我希望你能对我和我研发的可以改变女性人生的方案有信心，因为我曾和你们有着相同的遭遇，面对似乎没有可行的解决方案的困境时，我也曾感到无比沮丧。我进行了大量的研究、学习和实验，不仅治愈了我自己，还帮助很多有激素问题的女性恢复了健康。所以，不管你经历了什么，我都能理解。同时，我也知道，因为你的身体是有治愈能力的，你的激素和内分泌系统本身就是追求平衡的，所以当你和我一起踏上这段旅程时，你可以体验全新的健康的生活。

我想要谢谢我的月经

从我在 12 岁时如何度过闲暇时间，我大概就已经猜到了我未来的职业轨迹。那时，每天午饭后，我和我最好的朋友（克里斯汀、凯蒂和梅丽莎）就会从我们教学楼的大门冲出去，偷偷溜到教学楼旁的隔断墙边。当其他学生利用课间休息的 30 分钟跑到操场上玩时，我们选择爬上这堵墙，坐在上面。这堵墙高 3.6 米，当你站在地面上面对墙壁看它的时候，它看上去并不是那么危险，但是如果你坐在上面向下望时，你就会意识到这是一堵高 3.6 米的高墙。现在回想起那堵墙，我才意识到它对我们来说是多么具有象征意义。在六年级下学期，我们作为小学毕业生无可避免地站在了青春期的悬崖上展望初中生活。学校里的大多数女孩似乎对具有里程碑意义的月经初潮并没有太多感觉，但我却对标志着自己发育成熟的这一事件感到着迷和兴奋。我记得自己在帮邻居照看小孩的时候，在她家里读过两本书——《海蒂怀孕大百科》和《性爱圣经》（The Joy of Sex）。读完后，我惊叹，生而为女性实在是太幸运了，拥有女性的身体是世界上最酷的事情！在那时，我似乎就拥有了超越年龄的成熟。

我和我的朋友们每天都聚集在我命名的俱乐部——"月经俱乐部"里，讨论我们当时所经历的各种身体和情绪变化（还有青春期孩子之间的各种八卦）。我还像算命先生一样预测我们月经初潮的顺序。谁第一个呢？克里斯汀。谁第二个呢？凯蒂。谁第三个呢？梅丽莎。

谁第四个呢？唉！是我。好吧，其实我当时应该用我的零用钱下赌注，因为我预测的完全正确。初一时，我的 3 个女性朋友都经历了月经初潮，但我直到高二下学期，也就是我即将满 15 岁时才迎来月经初潮。当时的我也不知道，小学六年级时的那段经历将会指引我的整个人生方向。

我自认为其他人不会像我一样对月经这件事满怀感激。它一直是我的指南针，引领我完成了最大的挑战，向我展示了身体自愈的奇迹，改变了我的职业生涯，并帮助我理解和体验到了女性的力量，借此我也结识了一些非常了不起的人。简而言之，它为我打开了一个我从未想象过的世界。是的，我要感谢我的月经。

人人都有一段故事——这就是我的故事！

如果可以的话，请想象一下我现在的样子：身高 167 厘米，一头浓密的棕色波浪发，皮肤富有光泽，体重 68 千克，身体曲线优美。但我可以告诉你，我曾经并不是这个样子。

当我的朋友们在青春期都"正常"发育时，我的外表并不是那么有吸引力：我是一个胖乎乎、脸上长着痤疮、头发浓密且倔强到难以梳理的孩子，看起来十分中性。哦！那才不可能是我呢！高二时，我终于迎来了月经初潮，但我一年只来 2~4 次月经。起初，我倒觉得这样挺方便的，因为省去了我在紧身裤里塞上卫生巾的麻烦，但随着年龄的增长，我的健康状况和外表的变化引起了我的关注。按照大多数医生的说法，女孩第一次系统的妇科检查应该是在月经初潮结束后，或者在性生活变得频繁时。因为我是一个身体晚熟的人，我不得不一直等到过了 16 岁生日才去看妇科医生。在我第一次看医生时以及之后每一次和医生见面时，我都是迫不及待地表达我对自己的健康状况的担扰——从体重增加到痤疮问题、从月经不调再到睡眠问题，我总是怀疑我不是 100% 正常的。

然而，每次与医生沟通完后，我得到的回答总是一样的，结果都是令人非常失望的。我会一遍又一遍地告诉医生，我有点"不对劲"，但无论我当时看的是哪位医生，医生都会一再坚持让我服用避孕药。当我追问他这些药物对我有什么帮助时，医生只会简单地告诉我服用避孕药会人为地调整月经周期，要接受"有总比没有好"的事实。质疑医生可能听起来很大胆，尤其是在我还是个孩子的时候。但我的家庭教育从小就教会我要警惕没有明显益处的药物，永远不要接纳人们因为我是个孩子或女性就对我居高临下的态度。此外，即使连青少年都知道，在病因或病情尚未明确的情况下，开具处方药在科学上或在医学上都是不合理的。所以，我并没有听医生的话服用药物，我的健康状况在找不到原因的情况下不断恶化。我仍会去看新的医生，他们告诉我，我可能有内分泌问题，可能有甲状腺功能减退的问题。但所有的检查结果都显示正常，病因依旧没有被找到，兜一圈后我又回到了原点。

最终，我的体重达到了 90 千克，我的月经一年只来 2 次，我的脸上、胸部和背部都长满了囊肿性痤疮，疼痛难忍。在约翰斯·霍普金斯大学读书时，我陷入了严重的抑郁，以至于在整整一学期里，白天的大部分时间我都在睡觉，晚上则在寻找摆脱痛苦的方法。我曾经尝试借酒消愁，借此麻痹自己，还试图每天只吃一个火鸡三明治来减重，以及摄入大量的咖啡因来保证自己精力充沛。我那个学期的意大利语考试成绩不及格，尽管我从小就讲这门浪漫的语言，而且以前每次考试我这一科的成绩都是"A"。当时我的意大利语老师给了我第一个也是至今唯一一个"F"，原因是我经常旷课，可我不去上课的原因是在早上 9 时我的身体真的难受到我动弹不得的程度。那时，我的健康状况降到了一个新的低谷，就连医生也说不清楚到底为什么会这样，这导致我比以往任何时候都更担心我的健康。

所以，在 20 岁左右，当我还是一名大学生时，我决定自己拯救自己。由于天生喜欢钻研，我去图书馆借阅了一堆医学期刊来进行研究，看看能否帮助自己。有一天深夜，我在一本产科期刊上偶然看到了一篇关于多囊卵巢综合征的简短的文章。当我读完整篇文章时，我惊讶地发现我是那么符合文中描述的典型症状！我一下子犹如醍醐灌顶，这真是一个令人激动的时刻啊。

第二天早上，我大踏步地迈进了约翰斯·霍普金斯大学附属医院的妇科医生（我那段时间的主治医生）的办公室，把这篇文章拿给她看，要求她给我做一次经阴道超声检查以便确诊我是否患上了多囊卵巢综合征。医生被我开门见山的要求搞得有些措手不及，但她当时还是很客气地给我做了检查。整个检查在无痛状态下进行，医生使用探头观察我的卵巢是否有囊肿。果不其然，我的直觉完全正确：超声机的屏幕上清楚地显示出囊肿就在那里，我的双侧卵巢都被多个囊肿覆盖。她在彼此沉默的气氛中帮我清理干净身体，然后我们便从检查室回到她的办公室，我们之间进行的一番谈话改变了从那之后的一切。

尽管我的直觉告诉我，超声检查会证实我的怀疑，但我还是不敢相信。我十几岁时在马萨诸塞州的牛顿市长大，曾经找过经哈佛大学培养出的妇科医生诊治。现在作为约翰斯·霍普金斯大学的学生，我又有机会找经约翰斯·霍普金斯大学培养出的妇科医生诊治。可竟然没有人考虑过我有患多囊卵巢综合征的可能，也没有人建议我做超声检查——这项非常简单的检查就可以确诊或排除多囊卵囊综合征！明明已经有令人信服且相当令人震惊的统计数据显示在美国目前有 1/8 的女性患有这种疾病，为什么就没有人把我的各种零散的症状联系起来，并检查一下我是否患有多囊卵巢综合征？为什么这种事会发生在我身上？

好的一方面是，我终于确定了自己患了什么病。然而，紧接而来的一个糟糕的结论让我备受打击：多囊卵巢综合征被西医认为是无法治愈的。

当说"不"是唯一的选择时

当我在超声检查结束后问医生多囊卵巢综合征的预后时，我被告知了一个残酷的结论。医生用淡然的声音一口气说出了包括糖尿病、肥胖症、不孕症、心脏病和癌症在内的众多疾病的名称。我深深地吸了一口气，这时我感觉有一股力量（一股说"不"的力量）从我的内心深处升起，从我的每一个细胞中流出。你是否曾有过如此强烈的信念？它来自你内心深处最理智的地方——一个你可能从未意识到的地方。对我来说，这种"不"的力量就是一种指令、一项决定，是我生命的全部意义，这是我需要为自己的身体而战的信号。

我问医生推荐的治疗方案是什么，医生建议我通过服用避孕药来进行激素替代治疗。她告诉我，等我想要怀孕的时候，可以服用口服促排卵药物克罗米芬，或者在必要时进行体外受精。就好像觉得我受到的暴击还不够大一样，她还补充说，为了控制症状，我还应该考虑用其他药物，如用于控制胰岛素水平的二甲双胍、治疗女性多毛症的螺内酯、解决皮肤问题的异维 A 酸、控制血压的药物，还有……

随着医生滔滔不绝地说出我要服用的药物的名称，那个"不"的声音也在我脑海中反复作响，而且声音越来越大，越来越坚定，我觉得我可能快要从椅子上弹起来了，我的内心已然翻江倒海。我努力保持平静地问了她最后一个问题："还有其他已知的治疗方法吗？"

医生的回答简单又乏味。"据我所知没有"，她说道。就在那个时刻，我的信念崩塌了，这不仅是因为我的疾病被宣布无法治愈，还因为我曾经一直希望自己成为一名妇科医生，我一度认为药物治疗是治愈疾病的最终方法。然而，就在这间办公室里，我第一次觉得我的医生仅仅是一个普通人，一个接受的训练还不足以让她正确地判断出我的病因的人。坦白地说，她知道的似乎并不比我前一天晚上从参考文献中了解到的多。尽管如此，我也并没有真生她的气，我只是觉得在这种情况下我只能依靠自己。在那一刻，我不仅清楚地知道我必须依靠自己找到解决我的健康问题的方法，而且我也意识到继续攻读医学学位不再是我的理想选择。在没有意识到这一点的前几年里，我一直在努力尝试了解自己的身体到底出了什么问题，自那之后，我变得对功能医学更感兴趣。功能医学是一套解决导致疾病的根本问题的方法，而不是像传统医学那样仅仅是消除症状。

我礼貌地告诉医生，我不打算接受她的建议，而是要致力于研究其他治疗方法。她不断重复着关于不孕症和癌症的统计数据以试图打消我的念头，并坚持劝说我应该自那天起就采取避孕药干预措施。如果我说我当时始终坚持自己的立场，毫不动摇，那肯定是在撒谎，但是那股"不"的力量一直支撑着我。我再一次告诉我的主治医生，我坚持要自己治愈我的疾病。她听到后对我笑了笑，我至今也不确定这个微笑是出于担忧还是无奈。她最后说希望我治愈自己后再来拜访她。虽然当时我们并没有就我的治疗方案达成一致，但我永远感激她和那次谈话，因为是她把我踢出了我的舒适圈，改变了我与身体的被动关系，甚至改变了我的未来。

我知道我在研究如何治疗我的疾病的道路上无路可退，我必须全力以赴，所以当在图书馆中通过阅读文献来进行研究这条路毫无进展时，我又转向了在现实生活中求索。一位来自我家乡的天使般的才华横溢的女性美容师引导我找到了新的解决问题的思路。那时候，每当学校放假时我便会去找她，她会用她充满慈爱的双手抚慰我糟糕的皮肤。她做的面部护理棒极了。她接受过德国世家（德国药妆品牌）的专业训练，擅长皮肤天然护理法。她试图帮助我消除痤疮。当我告诉她我最新的诊断结果后，她主动提出帮我联系她的一位同事——一位自然疗法治疗师。说不定那位治疗师有一些独到见解呢？

这对我来说真是一个好消息，并且肯定会引领我进入下一阶段的研究历程。我还记得我们当时会面的场景：这位自然疗法治疗师认为我的问题源于体内念珠菌的过度增殖，并着手制订了一个由食物和补剂组成的方案来解决这个问题。从那时开始，我意识到并接受了这样一个事实：我必须同时兼任小白鼠和研究人员，才有可能找到治愈自己的方法。我认为，通过天然方法比使用化学方法更好，因此我便接受了他的方案，配合治疗。当时肩负重任的我并没有回头路。

在接下来的 3 年里，我作为这位医生的学徒，尝试了各种方法。除了这位自然疗法治疗师，我还和草药师、针灸师、穴位按摩专家、顺势疗法专家合作过。可以说，任何我觉得能为我提供新方案的人，我都会合作。有一段时间，我采用的是胡萝卜汁饮食法，结果我的皮肤变成了胡萝卜色。尽管如此，我这只小白鼠也一直没放弃。只要能改变我的病情，我愿意和任何人合作，做任何事情。在那段时间里，我学到了很多，但我发现我其实并没有比以前更接近真正的解决方案。

一个足以改变一切的发现

我的身体状况还是和以前一样：体重超标、精疲力竭、每年只来 2 次月经、皮肤上长满了痤疮，于是我决定重新回到我最擅长的研究领域，而不再无休止地尝试各种很可能对我没有任何治疗效果的补剂和草药。我心里默默起誓，我会尽我所能去了解我的内分泌系统出了什么问题，这样我就可以知道我需要做什么来帮助它。虽然我花了很多时间研究内分泌学和激素，但我发现其他领域（包括中医、功能营养学和时间生物学）也有很多知识值得我学习。

中医为我提供了有助于理解体内腺体和器官之间相互联系的知识框架，而内分泌学无法做到这一点。我了解到，如果一个腺体或器官有缺陷，其他腺体或器官就会介入并过度补偿。这一观点让我认识到人体中可能存在的多米诺骨牌效应：持续不良的饮食或生活方式可能会引发连锁反应，如果不纠正这些，内分泌系统就会被迫以非正常的方式运行；这会不可避免地导致激素分泌紊乱，并导致身体出现各种各样的症状。而这些症状也正是你选择拿起这本书的原因。虽然内分泌学和中医这两个领域帮助我理解了内分泌系统是如何工作的，但如何最大限度地修复它这个问题仍然存在。这就是功能营养学擅长的事情了。在我的研究中，我发现食物具有强大的影响力，短期内有助于缓解症状，长期看则可帮助人彻底摆脱症状。糟糕的食物选择可能导致激素分泌紊乱，而精心挑选的食物则含有维持激素健康所必需的营养素。基于我的研究和个人经历，我发现，很明显，食物将是我的解决方案中的关键"药物"。

对内分泌系统强烈的求知欲最终促使我投入时间生物学的学习中。通过学习，我了解到人体的每个系统都有自己的规律。只要观察一下月经周期，就会发现身体在既定的周期表上运转得多么和谐。在理想状态下，每个月会发生4次可预测的激素比例的变化，形成月经周期中的4个不同的激素分泌阶段。同样地，我们身体的其他器官也都是按照生物节律运行的。例如，一般而言，早上血压较高，而晚上则较低。考虑到这些生理规律，我忍不住设想，假如我们能为月经周期的每个阶段提供相应的饮食支持和生活方式支持该有多好。

随着时间的推移，我的解决方案逐渐完善。通过对内分泌学和中医的学习，我发现，如果你每天都不留意自己在无意识中做出的选择，你可能比你想象的更容易将自己的身体推向激素分泌紊乱的方向。

此外，时间生物学告诉我们，你的身体，包括你的激素，是有特定的节奏和规律的。通过学习功能营养学，我了解到，某些食物会影响特定器官的健康，微量营养素会影响某些激素的代谢。我把这些信息汇总在一起，研发出了一种工具，女性可以每天使用它改善自己的生殖健康和整体健康。这是我约见过的所有医生都没有开过的处方，我也从未在任何文献中看到过。这是一个真正有效的女性健康管理方案的基本，这个方案的效果已在我的身上得到了验证。

在实施我的方案 9 个月后，我减掉了大约 27 千克的体重，我的皮肤开始变得干净细腻，很多人都夸赞我的皮肤变光滑了，我的抑郁情绪得到了缓解，情绪变得稳定，并且我开始每月排卵和来月经了。

把我的方案介绍给更多的女性

与此同时，我在曼哈顿找到了一份工作，在一家在线创业公司担任市场总监。我既要养活自己，同时也要采取下一步行动追逐自己热爱的事业：在那段时间我从隶属于哥伦比亚大学的营养研究所获得了学位。我转行做了健康教练，当时我的朋友和家人认为我失去了理智。他们都不知道健康教练到底是什么。但是后来发生的事情证实我选择这门学科的直觉是正确的。

健康教练一职在近 30 年才开始兴起。最开始时，只有哥伦比亚大学的营养研究所有健康教练的认证项目。如今，一些颇有声望的大学（如杜克大学）也有了健康教练的认证项目，并且默米特·奥兹博士和安德鲁·威尔博士等知名医生都在支持这个不断发展的职业。健康教练的主要工作是指导人们以一种可持续的方式改变饮食和生活方式，也就是说，这种方式在未来几十年中对人们仍然适用。健康教练会通过观察人们的饮食和生活习惯，找出导致人们不适的原因，然后与被观察者一起制订解决这些问题的方案。作为一名健康教练，我最大的目标是引导患者找回自己强大的自愈能力。每当患者实现了她们的健康目标并感谢我时，我总是告诉她们，我能做的就是为她们提供最好的引导，是她们自己付出了努力，改变了饮食和生活方式，我所做的不过是告诉大家如果想治愈自己，就需要以一种与之前不同的视角看待自己的日常习惯。

如今，健康教练这个职业兴起的趋势不禁让我想起了很多年前曾被视为边缘职业的按摩师和针灸师的情况——现在，按摩和针灸作为辅助治疗的益处已经得到了充分证明，其在美国治疗费用已经被大多数医疗保险公司纳入报销范围了。同样，我们逐渐开始看到接受健康教练的指导已经被很多公司列为一种健康福利，公司员工可以找那些不仅通过了认证机构的认证，还通过了美国非药物从业医师协会（American Association of Drugless Practitioners，AADP）的认证的专业人员进行咨询。

更重要的是，正如医学领域多年来变得专业细分一样，健康教练这一领域也在向专业细分的方向发展。经过系统的专业学习和继续教育之后，有的健康教练专注于糖尿病的控制、有的则专注于心血管疾病或消化系统疾病。我也顺应了这一发展潮流：早在我发现这有可能成为我的职业之前，我就基于我的个人经历和热爱把我在这个领域的关注范围缩小了，以便我能够为患者提供尽可能全面的护理，帮助她们解决因激素紊乱造成的妇科问题。

我自己成功治愈了多囊卵巢综合征的事情在老师和朋友们之间

传开之后，逐渐开始有患者来寻求我的帮助，起初是几个，然后是十几个。鉴于我的工作日程安排和工作量实在无法应付更多患者，所以我决定辞职。起初，我只接待和我一样患有多囊卵巢综合征的女性。但很快，我的患者就把她们的经历告诉了她们那些有经前期综合征、子宫肌瘤、产后问题和其他激素相关疾病的朋友们。这些女性像我一样，希望在没有药物或手术的情况下自愈。她们需要一个每日计划来管理自己的月经周期。她们想要使子宫肌瘤缩小、去除囊肿、消除经前期综合征、成功怀孕和（或）重新恢复自己的性欲。我能理解她们的痛苦并欢迎她们来找我咨询，我们一起将我的方法应用于她们身上，看看会发生什么。自从我的旅程开始以来，这是我第一次感到不再孤单。

在早期实践中，我发现一件非常关键的事情，即无论症状如何，激素失衡的根本原因非常相似。因此，我的方案对大多数与内分泌系统有关的疾病都是有效的，并且有持久的效果。在实践过程中，我找到了激素失衡的根本原因，并在此基础上制订了我的女性健康管理方案。

平衡激素，改善生活

通常，当我第一次与患者见面时，她们希望我能告诉她们如何"修复"她们的身体。在执行完我的方案后我的患者都感到更健康、更快乐。这是因为我帮助她们了解了一件事，也就是我现在要与你分享的一个建议：你的激素达到平衡的唯一方式是你让你的身体按照生物节律正常运行；为了使内分泌功能达到最优，唯有在每一餐和每一天的生活中给予它保护和滋养。如果我想让你从这本书中了解到一件事的话，那就是你的身体本身可以自行解决激素问题。

本书及其中的女性健康管理方案将会解决你最根本的激素问题，无论你现在面对何种症状，你都会很快感受到好的变化。从长远来看，采用这个方案还可以避免今后出现激素紊乱的情况，会有助于你保持健康、维持生育能力、维持性欲、延长青春。在不久的将来，这种健康和充满活力的体验将成为一个基础，让你有勇气遵循你内心深处的激情和欲望，创造美好的生活。在执行我的方案的过程中，你对自己身体的信任会与日俱增，相信它永远是你最有力的保障——会支持你实现你的梦想生活。我将把我毕生精力都献给帮女性找回激素健康这件事。我完全相信，当我们与自己的身体成为合作伙伴时，我们会获得一种内在的力量，为生活和周围的世界创造积极的变化。

女性健康管理方案

我的女性健康管理方案是按照下面列出的顺序设计的，旨在找到激素问题的根本原因，支持内分泌系统的基本功能，使激素能够恢复健康、平衡。以下 5 个步骤即为破解女性健康密码的关键。

稳定血糖水平

滋养肾上腺

支持排毒系统

与月经周期同步

激发女性能量

在本书中，第 2 章将探讨激素失衡的根本原因。第 3 章将让你了解内分泌系统作为一个整体是如何运行的，并教给你如何破解你的女性健康密码。第 4 章将详细讲解我的女性健康管理方案的前 3个步骤，并帮助你找到自己的生物节律。第 5 章和第 6 章将重点介绍第 4 步，第 7 章将重点讨论第 5 步，第 8 章和第 9 章将着重解答关于生育能力和性欲的问题。

在我解释这些步骤的具体含义和如何实践之前，我想强调一点，你应从第 1 步开始，依次完成接下来的每一步，且一定要身体力行地去实践。因为这个方案中的每一步都建立在前一步的基础之上，整个方案是逐层递进的。你可能会想知道需要多久才能看到效果。根据我的经验，真正严格执行第 1 步并努力维持血糖水平稳定的女性会在第 2 周就会感觉到自己的健康状况发生了巨大变化。随着你继续深入践行我的方案，改善内分泌系统的运行方式，你的月经周期、生育能力和性欲会在 2 ~ 4 个月内得到改善。然而，这个方案在改善健康、修复激素紊乱和调整生活状态方面的真正价值不在于其可以快速见效，而在于会让人进入一种新的生活状态。它提出了一种新的方法来使用和照顾你的身体，以便你可以在未来很长的日子里继续维持激素的平衡。

你的故事是什么？

你相信自己的身体可以恢复到健康的状态吗？如果你不相信，那是为什么呢？你是否还有些疑虑？你的头脑中可能有一个非常强烈的声音在告诉你改变是不可能的，哪怕你正尝试着改变。如果我说对了，我希望你能意识到这些消极的想法，把它们从潜意识带到意识中去检验和重塑。然后，每当你在践行我的方案的过程中感受到消极的想法开始影响你时，你就可以用一个新声音替换旧声音。你可以使用大量积极的暗示语言：我正在康复，改变是可能的，我正在好转，我的身体能够自愈。在你尝试改变身体的健康状况时，你脑海中积极的想法越多，你消除消极情绪的速度就越快。最终到某一天，你会发现当你遇到事情时，你的第一反应不再是这些消极的想法，甚至任何时候都不会产生消极想法。

女性健康管理方案适合你吗？

我的方案主要涉及 3 个目标：让月经周期恢复正常、保持和提高生育能力，以及恢复和改善性欲。如果你有下面任何一种问题，那你选择本书就是正确的。

关于月经周期

你是否受到以下问题的困扰？

子宫肌瘤	子宫内膜异位症
经前期综合征	月经量过多
经前焦虑症	闭经
多囊卵巢综合征	月经周期不规律
卵巢囊肿	乳房囊肿

关于生育能力

在下面的描述中你是否看到了自己的影子？

想自然受孕

一直没有受孕成功过，医生也无法解释原因

尝试过体外受精，但没有成功（或者我不得不暂停尝试）

想用一种天然的、以食物为基础的解决方案来为体外受精做准备

经历过多次流产

是 20 或 30 多岁的单身人士，但希望在想要孩子的时候能成功怀孕

不仅有一个漂亮的宝宝……还有产后抑郁症

不管怎么努力，都减不掉因怀孕而增加的体重

关于性欲

下面这些症状听起来熟悉吗？

疲劳

失眠

抑郁

头晕

甲状腺问题，如甲状腺功能减退或甲状腺功能亢进

焦虑

情绪波动

缺乏对性爱的兴趣

性欲低或性冷淡

无法达到高潮或无法达到和以前一样的高潮

有围绝经期或更年期带来的不适感

补充和替代医学的疗法怎么样？

当出于正确的病因使用正确的治疗时，补充和替代

医学的疗法会非常有帮助。但是对这些疗法的治疗效果的期待还是应该现实一些：虽然这些治疗方法可以缓解一些症状，但是只有食物才能够引发体内深层的变化，帮助改善病情。补充和替代医学的疗法与本书中的方案相互配合时，确实可以使病情好转，但是根据我与患者合作的经验来看，单独使用补充和替代医学的疗法效果并不明显。本书中的方案侧重于治疗潜在的激素问题，补充和替代医学的疗法可以在营养方面为本书中的方案提供补充。

　　在我自己的生活中，我每个月或每个季度都会使用补充和替代医学的疗法来帮助我的身体保持良好的运转状态。当我想给予自己更多的关照时，或当我目前的常规方法无法满足我更深层次的减压需要时，它们是我的首选方法。我与下表中提到的各种疗法治疗师都有过合作。如果你也想知道这些疗法是否对你有帮助，请根据你正在经历的具体问题对照下表查看，关于如何以及何时使用这些疗法的建议都包含在其中。

	月经问题	生育能力问题	精力或性欲问题
草药学	服用一些特殊的草药有助于缓解痛经、改善月经过多或过少的症状、保持排卵周期正常	一些草药以有助于子宫健康而被人熟知，它们都有助于成功受孕	草药有助于缓解压力对肾上腺健康的影响，而健康的肾上腺是精力充沛和拥有健康性欲的保证

续表

	月经问题	生育能力问题	精力或性欲问题
针灸	针灸有助于改善生殖器官的血液循环，如果你月经量过多并且经血中有较多血块或者月经量少到几乎没有，针灸或许会对你有帮助	除了能够改善生殖器官的血液循环外，有经验的针灸师还能帮你打通与受孕有关的经脉	在针灸的过程中，体内皮质醇水平明显降低，这有助于消除可能干扰你精力和性欲的压力激素。在治疗时，针灸师同时也会刺激肾上腺和其他影响精力的穴位
按摩	建议寻找一位持有执照并可提供玛雅腹部按摩的治疗师。玛雅腹部按摩旨在使体内生殖器官归位，这有助于生殖器官功能的恢复，改善生理健康和情绪健康，以恢复子宫及其周围器官的健康。如果你有严重的痛经，请医生教你一些平时可自己操作的按摩技巧	如果你因瘢痕或其他结构性问题或堵塞而出现生育问题，玛雅腹部按摩或腹部疏通按摩对你会有所帮助。它有助于改善子宫的健康状况，维持生育能力	在舒缓的环境中进行常规的传统按摩可以帮助你放松并享受当下。一定要避免过度刺激肌肉的按摩方法，如指压按摩，这可能会引发应激反应。相反，你应该寻找温和的、更适合深层组织的按摩方法

续表

	月经问题	生育能力问题	精力或性欲问题
自然疗法	自然疗法可以帮助你解决一些营养缺乏问题，如贫血；该疗法还会使补剂来缓解一些与经前期综合征相关的症状，如抑郁、焦虑	自然疗法的治疗师可能会让你做一个 30 天的唾液激素变化测试，以确定你的激素比例是否适合怀孕。在尝试采取某些医疗方法协助受孕前，你可以通过这个方法了解一下你的激素分泌是否正常，如果不正常可以先用自然疗法助其恢复正常	根据你缺乏精力或性欲低的原因，制订一份个性化的补充治疗方案会更有帮助
应用人体运动学疗法	治疗师可以帮助你确定你是否有可能使你的症状恶化而你却不知道的过敏原，并与你一起去除这些过敏原以恢复月经周期	如果你受孕困难，治疗师会通过系统筛查找出导致你不孕的潜在原因，并帮你解决这些问题	除查明可能会导致你缺乏精力的过敏原外，治疗师还会使用能量恢复技术，让你感觉更加舒展和放松
脊柱推拿疗法	髋关节、骶骨、耻骨和脊柱正确排列可以促进血液循环，改善生殖器官的功能，从而让行经过程更顺畅	确保身体骨骼处于最佳排列状态，没有结构性问题，正常运转，有助于受孕	改善后的脊柱排列结构可以使脑发出的信号更容易传递到身体的各个部位，从而增加精力和增强性反应

与艾丽莎一对一时间

在阅读本书的过程中，我希望你能想象你处于下面这样的场景中：你和我一起坐在我的 FLO 生活中心，进行一对一的个人健康指导课程。在整个课程中，我将引导你以一种建设性的、易理解的和个性化的方式思考所学到的知识。我还将给你布置任务，以预防任何可能妨碍这些好的变化在你身上生根发芽的顽固行为、情绪或思维模式，并鼓励你积极思考如何在你的生活中践行我的方案。

第2章 当健康的女性
遭遇坏的激素

美国国立卫生研究院一项新的研究证实，女性的月经健康状况是衡量其生命力和整体健康状况的重要指标。因此，我的一些患者在第一次走进我的办公室时，正在经历肥胖症、糖尿病、高血压、心脏病、不孕症、早衰和胆囊疾病等慢性疾病也就不足为怪了。如果这一项最新研究成立的话，它将进一步证实为什么我们需要尽最大努力提高对治愈自己的身体这件事的重视度，尤其是当有这么多的女性处于困境时。

在美国，超过 2000 万的女性有多囊卵巢综合征、子宫肌瘤、子宫内膜异位症、痛经、月经不调、月经量过多，以及甲状腺和肾上腺问题。

更具体地说，有 1/9 的美国女性患有多囊卵巢综合征。

在美国，在 35 岁以上的女性中，每 10 名女性中就有 3 名有子宫肌瘤。当然，20 岁左右的女性也可能有子宫肌瘤。

大约 1/10 或超过 800 万的美国女性患有子宫内膜异位症（全球范围内有 1.76 亿人）。

在美国，有 1300 万人患有甲状腺功能减退，而其中只有一半的人得到了确切诊断。女性被诊断为甲状腺功能减退的可能性是男性的 5 倍。

在美国，每 10 对夫妇中就有 1 对不孕。

在美国的育龄女性中，20% ～ 40% 的人患有乳腺纤维囊肿。

大约有 700 万美国女性符合抑郁症的临床诊断标准。

在美国，每 10 分钟就有 12 例子宫切除手术，每年有 60 万例。

听起来很疯狂，对吧？如果大多数女性完全不知道或不关心这些事情，那岂不是更恐怖？这就好像所有人都告诉我没有一种天然的解决方案可以解决这些疾患一样恐怖，而我绝不接受这个答案。当你非常痛苦的时候，西医除了极端的干预（如手术）之外，能提供的帮助其实是有限的。而当你的情况尚没有严重到需要进行手术时，你每次就医都会满载希望而去、带着失望和绝望而归。这就是我在早些时候把女性激素问题称为"被遗弃的问题"的原因。然而，随着功能医学的进步，如今我们每个人都可以做很多事情来改变这种"被抛弃"的境遇。我将向你解释身体运行的原理，告诉你如何掌控你的健康，并让你知道做什么可以永久治愈那些慢性疾病。

内裤里到底发生了什么？

在过去的这些年里，我一直致力于帮助女性改善她们的整体健康状况，主要涉及月经、生育能力和性欲这 3 个方面。这 3 个方面都与激素有关，决定了女性的整体健康状况。换句话说，女性生命活力的高低取决于这 3 个方面。

> 在所有被诊断为性欲低的女性中，高达 40% 的人同时患有抑郁症。在服用抗抑郁药的人群中，高达 50% 的人有性欲下降的经历。

在最近 10 年里，我还发现了女性想要让激素保持最佳的健康状况要面临的 4 大障碍。从生物学角度来看，它们都属于各种形式的生物节律干扰因素。在第 2 部分，我将解释如何在这片被毒素污染的土地上开辟出一条自然之路，但现在，先让我们来看看是什么干扰了你的感受和行为，阻碍你成为最好的自己。

干扰因素 1：关于激素的错误信息

很少有女性了解自己身体的运行机制，所以大多数女性在感觉身体不适时不知道采取何种措施。虽然许多女性花了大量时间在网上研究自己的症状，但在如何照顾自己的身体、如何避免激素分泌紊乱方面仍缺少必要的知识储备。如果我让你画一张月经周期内的激素变化图，你能画出来并向我解释清楚吗？有些困难是吧？没关系，请不要为此感到难过。在我最近 10 年的实践中，我从来没有遇到过一位女士能画出这张图，这就引出了我想说的很重要的一点：当你没有学习过这些知识时，你根本无法做出明智的决定来解决困扰你的激素问题。此外，当你不知道身体的运行机制，并且误认为激素本身就是没有规律的、不稳定的、混乱的时，你甚至无法相信你的身体其实有能力做得更好。因此，许多女性陷入了一个误区，认为承受痛苦对女性而言是无法避免的。毫无疑问，这些关于女性激素的错误信息已经无可争议地成为当今女性维持正常生物节律的干扰因素，使数百万女性的激素健康岌岌可危。

干扰因素 2：对激素和女性身体的负面想法

我还喜欢将这一类干扰因素称为"超级大谎言"，因为女性往往会"上当"，从而真的认为女性的身体是疯狂的、可怕的、可耻的，必须借助外部力量来管理，如服用药物和节育。在当今社会，与自信自强的女性相比，行为举止和说话方式看起来像年轻小女孩的女性往往容易受到更多人的喜爱。在我们的社会中，强有力的、积极向上的榜样太少了，更常见的是疲惫憔悴的母亲和骨瘦如柴的模特。我们很难正确地欣赏成年女性的身体。我们常会被灌输以下这些观点——女性的直觉是变化无常的；女性的精力不稳定；月经是可耻和恶心的；女性的身体是支离破碎的，需要想办法去修复；身为女性我们应该更理性地控制我们由于体内激素水平的高低变化而出现的情绪。这些会导致我们与自己的身体分离，而且也与我们最深层的认知分离。最终，我们的身心对话使健康天平倾向了消极的方向，这会对激素分泌造成消极影响。简言之，由于这些"超级大谎言"一直欺骗着我们女性，让我们认为我们的身体就是这样运行的，所以多年来我们对严重的激素问题和所有与之相关的症状置若罔闻，直到忍无可忍后才去寻求各种可持续的方式来帮助自己。更可悲的是，许多女性远在开始行动之前就失去了信心。

干扰因素 3：有毒的环境和生活方式

通过接触空气、水、土壤、食物和日用品，我们都有可能接触到内分泌干扰物（干扰激素的生成、释放、转运、排出的化学物质）。这些干扰物与天然激素极其类似，可能会导致激素分泌过量或分泌不足。它们可以阻碍天然激素及其受体的产生通路或抑制通路。其中最"肮脏"的干扰物包括干洗剂、护肤品和杀虫剂。在上述日常物品中一些被称为外源性雌激素的化合物的含量达到了历史最高水平，包括一些工业化合物，如多氯联苯、双酚 A 和邻苯二甲酸盐。这些外源性雌激素在生物体内起着类似雌激素的作用。鉴于我们在湖泊和海洋中所发现的外源性雌激素的数量，我认为，世界上雄性鱼类的数量减少并不是巧合。在人类世界中，男性产生的精子数量不到 50 年前的一半，而女性患上雌激素依赖性疾病（如子宫内膜异位症）的比例近年来创下历史新高。此外，对于另一种干扰因素——压力，我们也越发不胜负荷。慢性轻度焦虑会影响下丘脑、垂体和肾上腺之间的反馈通路。这三者一起构成下丘脑－垂体－肾上腺轴，主要负责调节消化能力、免疫力、情绪、性欲和精力。

干扰因素 4：现代饮食和对快速治愈身体的渴望

这个干扰因素包括两方面问题。第一，关于应该吃什么，我们一直面临着各种相互矛盾和令人困惑的信息（想一想各种流行饮食法，如低糖饮食、低脂饮食、全果汁排毒饮食、轻断食等）。虽然我们在尽最大努力保持"健康"，但仍然不可避免地摄入过多的碳水化合物、较少的脂肪、极少的营养素和极多的添加糖、酒精和咖啡因。整个内分泌系统都依赖于你从饮食中摄入的微量营养素，因此当体内的微量营养素含量不足时，激素分泌系统就会陷入不良循环，生殖系统健康也会受到影响。此外，食物中的化学物质——抗生素、食品添加剂等都会破坏你的激素平衡。

第二，这个干扰因素导致我们过度依赖药物来恢复健康，而不是承担起治愈自己身体的责任。你们之中有多少人听过这样一句话："先吃两片药，不行明天早上再打电话给我"？这个看似无害的陈词滥调折射出我们中的很多人是如何被动地对待自己的身体的，也说明了我们是多么希望能仅依靠一些小措施就解决一个大问题。为了消除这个干扰因素，在后面的章节中，我将向你展示哪些食物在治疗内分泌系统和缓解某些特定症状方面是有效的。

由于面临这么多的干扰因素，有越来越多的女性对激素的变化敏感，容易受到激素失衡的影响。清楚地认识到这些障碍是迈向全面健康十分重要的一步。相信你会在我的讲述中发现，所有这些阻碍生物节律正常的因素都源于我们正处于一个追求完美的社会——我们都追求模特般的身材、完美的职业、和谐美满的家庭、简便的包装食品和各种效率优先的工作和生活方式。如果这些追求完美的事情你已经听得太多以至于有些心力交瘁了，那么你现在应该喘口气歇一歇了。这本书不是关于如何拥有完美的生活；相反，它是想通过滋养你的身体，帮助你拥有一个真实的、充满烟火气的、丰富多彩的生活。

有机食品——吃多少才叫够？

关于食用有机食品对我们的健康有多大影响，人们有很多困惑。斯坦福大学最近的一项研究表明，事实上，有机食品的营养价值与非有机（使用杀虫剂）食品几乎相同。当然，这也是有道理的：苹果就是苹果，西蓝花就是西蓝花，无论你用什么方法种植它，营养成分都是一样的，这是非常符合逻辑的。然而，二者最大的区别在于，在你吃非有机的苹果或西蓝花时，你还会额外吃到一些其他东西——这些食品含有杀虫剂、有机磷等农业化学物质，它们会严重破坏你脆弱的内分泌系统，堵塞你的肝脏，在你体内起到类似雌激素的作用（因此其通常被称为外源性雌激素），并扰乱你体内为了创造平衡、避免疾病或症状的出现而进行的激素信号传递。说到这里，想必已经足够让人产生一些焦虑了。我见过一些女性（包括我自己）在刚开始的时候，因为对食品安全高度焦虑而患上了一种被称为"健康食品痴迷症"的饮食障碍。这类女性只有在感觉所吃的食物是健康和安全时才会吃，如果觉得所吃的食物不健康或不安全，她就会拒绝吃。通常对有健康食品痴迷症的人来说，健康和安全的食品意味着有机食品。好消息是，如果你在超过 80% 的时间里遵循本书中的方案，那么这就足够帮助你的内分泌系统保持良好的状态，你的身体有能力处理剩下的 20% 或更少的时间内吃的一些方案外的食品，如非有机食品。在所有食品中，某些食品受到的化学物质的污染更严重，因此选购这些食品时必须要购买有机品种，下面是供你参考的购物清单。

	选择建议
水果	蓝莓、草莓、苹果、瓜类、梨、桃子
根茎类蔬菜	土豆、红薯、南瓜
绿叶蔬菜	生菜、甘蓝、菠菜
其他蔬菜	芹菜、辣椒、番茄
动物蛋白质	牛肉、家禽、乳制品、鸡蛋（动物在非有机饲养和非适当放牧的情况下，会被喂食抗生素、生长激素和转基因食品，这会加剧你现有的激素失衡）

下面这些事情千真万确

上面提到的干扰因素都会对人体造成不利影响，但最危险的因素其实藏在你的化妆包里。英国最近的一项研究发现，使用化妆品的女性每年都会通过皮肤吸收近 2.3 千克化学物质，这实在太糟糕了！更重要的是，化妆品上市不需要经过美国食品药品监督管理局的批准，所以如果想保护你的激素，你需要学会自己查看包装上的标签。

下面我列出了一些最常见的可能含有内分泌干扰物的个人护理用品，在清理你的化妆包时要注意了。

· 需要筛查的产品：指甲油、润肤露和香水。如果标签上注明含有下列物质，请停止使用：邻苯二甲酸二丁酯、邻苯二甲酸二异辛酯——它们都属于邻苯二甲酸盐类物质。这些物质的作用是使产品变得更柔软且富有延展性。

· 需要筛查的产品：牙膏、洗发水、浴盐和沐浴露。如果标签上注明含有月桂醇硫酸钠或月桂醇聚醚硫酸酯钠，请停止使用。这些物质充当乳化剂。

· 需要筛查的产品：护发素、粉底、遮瑕膏、面膜

和面霜。如果标签上注明含有下列物质，请停止
使用：对羟基苯甲酸酯（包括甲基、丙基、丁基
和乙基）。这些物质充当杀菌剂和防腐剂。

· 需要筛查的产品：肥皂、发胶、眼线笔、滑石粉、
剃须膏和发胶。如果标签上注明含有下列物质，
请停止使用：二乙醇胺、三乙醇胺、单乙醇胺。
这些物质充当乳化剂、酸碱调节剂、防腐剂、发
泡剂。

· 需要筛查的产品：护唇膏和护手霜。如果标签上
注明含有下列物质，请停止使用：矿脂。这种物
质充当保湿剂。

每位女性都是独一无二的

现在，你可能会感到好奇，女性的内分泌系统是以同样的规律
运行的，可为什么同为生物节律干扰因素受害者，我们的症状或病
情却不同于我们的姐妹或最好的朋友。实际上这个问题并不难回答，
可以用一个生物学知识来回答。

虽然我们都暴露于上述干扰因素之下，但由于遗传易感性和生
活方式等不同，每位女性的症状也都有所不同。

虽然每个人的细胞、腺体和器官的功能都是相似的，但每个人
的基因都是不同的，基因在这些器官运行的过程中发挥着重要作用。
就像附着在骨架上的肌肉被一层胶原蛋白紧紧包裹住一样，你的
DNA 链的表面也包裹着一层薄薄的蛋白质。基于饮食、压力和产

前营养等因素，包裹在 DNA 链表面的蛋白质会收缩或扩张，激活
或抑制被其包裹着的那部分 DNA。这涉及表观遗传学———一个新
研究领域的主题，起源于人类基因组计划。最简单地说，表观遗
传学研究的是基因表达如何受饮食和生活方式影响的。荷兰杜克
大学和格罗宁根大学的最新研究表明，你的饮食和生活方式实际
上会通过表观遗传机制至少遗传给一代人。荷兰科学家最近的一
项研究发现，成年人的饮食结构会导致包括精子和卵子在内的所
有细胞发生变化，这些变化会遗传给下一代并持续几代。另一项
研究发现，被过量喂食的小鼠幼崽会出现代谢综合征（胰岛素抵抗、
肥胖症和葡萄糖不耐症）的症状，并将其中一些特征遗传给后代，
它们的后代，它们的后代即使没有过量饮食，也会出现代谢综合
征的症状。

> 　　一项针对超重成年人的饮食控制研究证明，在众
> 多的生活方式影响因素中，睡眠是成功减重的决定因
> 素，每晚平均睡 5 小时 15 分钟的受试者比每晚平均
> 睡 7 小时 25 分钟的受试者减掉的体脂更少。

也就是说，如果你属于多囊卵巢综合征易感人群，而你的朋友不
是，那她即使比你吃更多的快餐，也不会出现体重明显增加和有囊肿
性痤疮的情况。即使在你的家庭中，基因表达也存在不同；例如，尽
管你姐姐没有不孕的困扰，但你仍然可能有此困扰。除了基因这一因
素外，还有可能因为你的朋友和姐妹接触的含有内分泌干扰物的物品
和食物比你接触的更少，或是她们的身体也许能比你更有效地清除这

些化学物质带来的的影响。

终于到了最激动人心的部分了！从表观遗传学的角度来说，如果你能通过食用健康或安全的食物来让你的激素正常分泌，那么困扰你的各种症状将会消失。这就是表观遗传学研究的奇妙之处。它给你带来了希望，你可以从内到外真正掌控自己的身体。此外，科学家已经确定，人体的细胞平均 7 年更新一次，这对你和你的健康来说都是个好消息，因为这意味着你今天的饮食和行为将直接决定你未来的健康质量。从细胞层面来说，你每 7 年都会变成一个全新的人，细胞更新产生的新遗传物质决定了你未来的身体状态是生机勃勃还是每况愈下。现在就要着手这些重要的改变，以期待自己在未来的日子里享受更健康的身体！

每一位拿起这本书的女性都来自不同的地方，有着不同的目的，但她们都渴求从生活中得到更多，达到更健康的状态，成为最好的自己，这就是我喜欢每天与女性共事的原因。所以，无论你是想微调，还是希望彻底解决激素问题，这里都有众多建议供你参考。你和其他女性之间的共同点可能比你想象得更多。有一些问题（如抽筋或子宫肌瘤）明显与内分泌系统紊乱有关，是激素失衡的表现。但我的患者通常会惊讶地发现，失眠和头皮屑过多等症状也与激素失衡有关。你有可能在大部分时间里感觉身体很健康，但偶尔会感到头痛或偶尔会出现便秘。你可能没有意识到，其实这些问题往往也是内分泌系统障碍或一些不良生活习惯（如熬夜或饮食不规律）造成的，这些障碍或不良习惯会使你的激素紊乱，导致你出现一些令人烦恼的症状。

想了解你的健康状况在这段旅程中会达到何种程度的改善，知道你是从哪里开始的就显得格外重要。

下面这份健康评估不同于你以往做过的健康评估。这份评估中的症状之间都是相互关联的，它们共同说明你的内分泌系统出现了问题，其中有一些症状可能是你过去从未想过是与激素有关的。这个简单的评估会让你大致了解你此刻的内分泌系统的状况。然后，你要在此基础上改善你的激素健康。

> 你需要知道的：什么是女性生物节律？
>
> 生物节律是一种与你体内独特的生物化学反应过程和谐同步的规律。顺应生物节律，你就能更好地安排生活。

解码激素线索

现在我们要开始第一次练习了，通过练习，你的月经过程会更轻松，生育能力会更强，精力会更充沛，性爱过程会更充满激情，你准备好了吗？你现在要做的是在下面这些症状中圈出你目前正在经历的以及与你身体相关的症状，然后把这一页做上标记。当我们把这些症状与你的整体健康（尤其是生殖健康）关联起来的时候，我们再回来这一页来重新审视它们。

代谢和应激方面的问题

对碳水化合物充满渴望

对糖类和巧克力充满渴望

依赖咖啡、苏打水和能量饮料

每周喝 3 杯以上含酒精的饮料

饮食不规律

焦虑

失眠

睡眠常常中断

头痛

性欲低

面部或身体多毛

体重增加

甲状腺功能减退

糖尿病

不明原因的不孕症

与排毒相关的问题

肠易激综合征

油性皮肤

腹胀和水分潴留

痤疮

头皮屑过多

湿疹

脱发

便秘

腹泻或大便稀薄

体味重

盗汗

与月经周期相关的问题

情绪波动

经前期综合征

月经周期不规律

子宫肌瘤

卵巢囊肿

囊性乳房

乳房压痛

多囊卵巢综合征

抽筋

月经量过多

痛经

闭经

偏头痛

抑郁症

发现生物蓝图

通过本章的介绍，相信你已经了解到身体、生活和环境中的各种因素都可能会威胁到你的健康。所以，问题是，在这样一个对内分泌系统不友好的世界中，如何才能拥有把内分泌功能健康放在首位的生活？你算是来对地方了。

首先要了解你的内分泌系统是什么以及它是如何运行的。这些知识将有助于消除生物节律的第一个干扰因素。一旦你知道了你的激素是如何运行的及它应该如何运行，并将这些信息内化于你的生活中时，那你就朝着建立激素平衡生活的方向迈出了重要的一步。因为这样一来，你将能在生活中的每时每刻快速判断出哪些选择对你的激素有益，哪些选择会对它们有威胁。其次，你还要做一件很重要的事——转变你与身体的被动关系，真正地与你的身体合作，做出使你的身体感觉最舒适的选择。

> 一项研究发现，饮酒较少的女性比饮酒较多的女性出现抽筋的症状更少。

内分泌系统是非常强大并复杂精密的。它是一个由腺体组成的系统，每一个腺体都至少分泌一种激素以调节身体的特定功能，包括但不限于那些使你抽筋、胀气或感到烦躁的激素。激素会影响你的新陈代谢、你的皮肤和指甲的外观与质感、清晰思考的能力、你的饥饿感、你是否会来月经或能否生育、你的性欲，以及你的精力水平。

为了使激素充分发挥它们的关键作用，我们必须让它们协调工作以达到平衡；可问题是，如果它们中的任何一个出了问题，都无法实现平衡这一目标。那么，是什么扰乱了激素平衡呢？就是上文提到的生物节律干扰因素 3 和 4。由于这些因素的存在，哪怕只有一种激素水平异常，也会引发某种不适症状，然后不适症状会一个接着一个地出现。如果这些问题没有得到解决，你最终可能会患上一些慢性疾病，如子宫内膜异位症、子宫肌瘤等。此外，激素不平衡还会增加你患上一些由慢性炎症引发的疾病（如心脏病、糖尿病或不孕症）的概率，发病的概率取决于你的饮食结构和生活方式对某些遗传因素的影响程度。

组成内分泌系统的一系列腺体之间通过激素相互交流。你可以把激素想象成一种"化学语言"。实际上这些化学语言就是你的女性健康密码！激素会告诉身体的所有系统（如肾脏、肝脏、消化系统、神经系统、生殖器官等）该做什么，此外激素还有令人印象深刻的第二项工作：自我调节。当你体内充满内分泌干扰物且激素功能受到极限挑战时，如被迫消化各种加工食品或以一当十地处理多项工作，你的激素会努力寻求平衡，保证你的内分泌系统不至于崩溃。

如果你的激素在短期内分泌异常（过多或过少），你的身体会对其进行调节；但如果其长期分泌紊乱，你的内分泌系统则会一直处于异常工作状态，从而导致各种持续的症状和慢性疾病。激素试图帮助身体恢复平衡时，可能会发生过度补偿的情况并造成其他新的不平衡。也就是说，为了让身体恢复平衡，雌激素和睾酮、生长激素、饥饿激素、压力激素、与燃烧脂肪有关的激素、与能量和性欲有关的激素，以及睡眠激素的分泌都会发生变化。人体内的调节系统承受不了这些化学物质的极端改变。这些意料之外的波动会导致身体调节激素的自然方式被破坏。最终，内分泌系统变得混乱不堪，它不再知道正常的平衡应该是什么样子，它会停止运行。这时月经量过多、子宫肌瘤、肠易激综合征、失眠、霉菌性阴道炎、乳房疼痛、抑郁、体重增加等都有可能出现。有些原本偶尔才会出现的问题会发展为慢性疾病。

> 不明原因的不孕症是有不孕问题的女性最常面对
> 的诊断结果，其数量占总病例的30%。

终极合作伙伴

你应该见过这样的女性：轻盈地、昂首阔步地穿梭在街上；头发光泽顺滑，皮肤完美无瑕，衣着得体，仿佛从时尚杂志中走出来的模特一样，精致的装饰品把她衬得很漂亮；有着明亮的双眼，容光焕发，充满自信，一举一动都散发着魅力。也许你和这样的女性一起工作过：她会坚持自己的立场，毫不犹豫地说出自己的想法；她总是能追求自己想要的东西，她就像一枚磁铁一样吸引着机会和人脉，她有能力实现自己设定的目标；她说话清晰而睿智，她的话总会给他人启发。

你可能会认为这样的女性知道一些你不知道的秘诀，或者是她的基因特别优质。但你知道吗？这样的女性和你没什么不同。她并不是天生自带一些你不具备的天赋。唯一的区别是：她创造了强大、丰富和光芒四射的生活，她就是我所说的基于生物节律的生活方式的体现。也许你在自己的生活中曾和光芒四射的生活擦肩而过。或者你可能记不起来上次有这样的高光时刻是什么时候了。无论你来自哪里，今天我的目标——我写这本书的全部原因——就是抓住这些时刻，把它们变成你的日常生活。

在过去的这些年里，我看到了成千上万的女性通过我的方案找回健康。所以，我知道，如果你拿起这本书寻找以下三大类问题（月经、生育或性欲）中任何一类问题的解决方法，并遵循我的方案，你一定会变得更好，并且能避免未来再出现相同的问题。看起来这些似乎就是你全部的收获了。但是，我要告诉你的是，这本书不是为了单纯解决某方面的健康问题而写。因为在过去的多年里我认识到，只在一段时间内解决某个方面的健康问题是不够的，我们有更大的使命——能长久地保持整体健康。我想做的是帮助你实现这一目标。

一旦你对将要（或已经开始）做出的饮食和生活方式的改变有所了解，你就会发现本书中的方案是真正基于人体需求的：以符合生物节律的方式滋养和使用你的身体。我想帮助你充分挖掘自己身体、心理和情感的最佳健康状态，这样你就能过上你想要的生活——你健康的身体会成为一种优势资源来帮助你创造自己的生活。作为一名女性，活出最好的自己是你与生俱来的权利，我会在这里帮助你把健康的身体找回来。我们将这样做。

- 识别你的激素症状。帮助你搞清楚一些你从未想过与激素相关的症状究竟与内分泌系统故障之间有什么联系。
- 破解你的内分泌系统的"语言"，这样你就可以与你的身体建立起一种良好的新关系。
- 了解有哪些饮食和生活习惯能使你的内分泌系统恢复平衡。
- 让你知道什么是与你的女性能量相契合、与身体合作的方法，帮助你创造和拥有梦想中的生活。

一旦你变得健康，你就会开始意识到，当以保证内分泌系统健康为前提计划你的每一天时，你在工作上花费的精力更少、承受的压力更少，可你完成的工作却更多了。这就是你与身体合作时应该有的样子。当你与身体处于合作关系中，你就会感受到你的全部潜力。你的健康将成为一个平台，借助这个平台，你可以创造出有目标、有抱负并充满激情的生活。

卵巢誓言

你准备好了吗？如果你要开始按照本书中的方案生活并遵循你的生物节律，我希望你以自己即将变得健康强大的卵巢的名义起誓，发誓自己将为自己在身体、家庭和花园中使用的物品以及你在这个星球上度过的每一天负责。当今世界，会对身体造成负面影响的因素随处可见。例如，虽然美国农业部表示牛肉中的激素是安全的，但有研究一再表明，牛肉中的激素残留与不孕症和乳腺癌的发病率有关。美国《有毒物质控制法》自 1976 年以来就没有再更新过，现行的相关法律力度非常弱（法律没有要求化学品在投入使用前进行登记或通过安全性验证；从法律上讲，在化学品释放后想要验证其安全与否更困难），以至于环境保护局甚至无法以它为依据来禁止石棉的使用。又如，你的老板让你每周工作超过 40 个小时，然而各项研究已经表明，由于要兼顾工作和家庭责任，女性承受了比男性更大的压力。再如，有些食品品牌会用转基因大豆等内分泌干扰物。除了上述几个例子之外，需要你保持警惕的事情还有很多。在这个到处都充满不安因素的世界中，你是唯一一个能保证你的激素安全的人。

卵巢誓言

我相信我每天都会和我的激素保持一致，并以食物为药物来协助它们。

　　我相信我的月经周期和激素的力量，知道它们需要被照顾、支持和滋养。

　　我保证会注意身体发出的信号，这样我就可以进行小范围的调整，避免未来出现更大的问题。

　　我承诺以我的身体和健康为中心，创造一种非凡的生活，以实现我在这个世界上的目标。

　　我们无法控制我们能力范围之外的事情。但我们能控制我们的饮食和生活方式。通过改变饮食和生活方式来改善我们体内的细胞和生理环境，我们可以影响导致疾病的基因表达，这对我们这代女性和未来几代女性而言都是令人兴奋的消息！现在，让我们继续学习如何一劳永逸地阻止内分泌紊乱的发生。

与艾丽莎一对一时间

　　你觉得此刻你最大的生物节律干扰因素是什么？如果关于激素的错误信息是你最大的挑战，那么你在本书中将会了解到你的女性健康密码是如何帮助你保持生物节律的稳定的。或者，也许你觉得长期以来对激素和身体的负面想法是罪魁祸首。如果是这样的话，你传承了哪些关于身体的负面想法，正确的想法应该是什么？还是你更大的问题在于饮食和生活方式方面？你是否意识到，家里的日用品和食物都会阻碍女性健康密码发挥最佳作用？无论你现在处于哪种情况中，最重要的是确定干扰因素是什么，这样你就能有的放矢，知道在打扫屋子时该把精力和注意力放在哪里。请放心，在你结束这一段探索女性健康密码的旅程时，这些生物节律干扰因素将成为过去式，不会再阻止你拥有平衡的激素和健康的身体了。

成功故事：艾米丽·怀特，28 岁

症状：多囊卵巢综合征

青少年时期的我是一个活泼开朗、各方面都很优秀的女孩，就像受到了命运的垂青。我还拥有傲人的身材，生活也完美得无可挑剔，至少在外人看起来是这样的。可我从来没有来过月经，不过我倒也不介意。事实上，我还挺喜欢这种状态的。我想完全掌控自己的身体。我有太多的事情要做，我认为来月经不过是浪费时间。我要不停地追求力量、稳定性，不需要混乱的情绪和不规律的月经来干扰我。男性能这样，我为什么不能？

如果说不来月经似乎反倒让我的生活倍感轻松。那不得不依靠药物来治疗痤疮和多毛这件事呢？我一直对这件事感到焦虑和疲惫呢？我的想法是，没关系，反正吃的药物很有效，我可以继续埋头处理各种重要的事务。从表面上看，一切仍旧光鲜亮丽、完美无瑕。

在 17 岁时，我被诊断出患有多囊卵巢综合征。有人可能会认为这是我康复的开始，但并不是，这让我进一步陷入了与身体脱节的深渊。我的医生告诉我，我除了继续服用避孕药外别无选择。像"有致癌风险"和"无法生育"这样的话我都听得耳朵都起茧子了。医生保证说服用避孕药不会对我有太大的影响，他们承诺这是最健康的方法，也告诉我这是治疗我的"紊乱症状"的唯一方法。在接下来的十年里，我不断地寻找新的医生，希望可以找到其他治疗方法。但每一次的结果都一样，这使我充满恐惧。

当我穷途末路时，这本书突然闯入了我的生活。事实上，一年多以来，我多次收到他们公司的电子邮件，但除了标题外我从未多读过一个字，因为我根本不相信看起来这么简单的事情会对我造成什么影响。有一天，我终于读了邮件，然后开始了一个为期 6 个月的项目，在项目进行的过程中我有生以来第一次感到真正地被理解了。改变我的习惯并不容易。说实话，让我停止服用避孕药确实使我感到惶恐不安，加上我的医生和家人也不理解、不支持我。我甚至认为放弃我的"控制方法"可能会在某种程度上伤害到我。但是本书给我提供了相关的专业知识和支持，让我重新开始相信自己的直觉。艾丽莎和她的团队还允许我听一些更深入的内容。现在我明白了，掌控身体的含义与医学界大多数人所宣讲的东西非常不同。

截至今天，我已经连续来了 9 次月经了，我感到很健康、很快乐！事实是，自从我践行这个方案以来，我生活的各个方面都发生了变化。这并不是夸张。通过花时间学习倾听我的身体和欣赏我的月经周期，我找到了我的生活、事业、人际关系的自然节律，最重要的是我学会了每天如何与自己相处。一切都变得更容易，一切都变得很轻松。我过去一直把精力放在了如何把一切"装扮"得看起来很完美上，而现在我把精力投入在享受生活中。

对我来说，这就是力量。

第 3 章　当女孩遇见身体

通过阅读第 2 章你会发现，你以前可能从来没想过会与内分泌系统有关的一些症状，如偏头痛、痤疮、失眠、体重增加和便秘，其实都与激素分泌紊乱有关。这引出了一个问题：你是如何从每周偶尔失眠或偶尔偏头痛发展为激素全面紊乱的呢？在稍后的内容中，你就会了解到，你身体任何一个用于维持生命的小功能，都源自各个器官和腺体之间的错综复杂的联系，是各个器官协同工作的结果。

那些偶尔出现的症状会持续存在的其中一个原因在于我们对激素的认识不够，且无法将这些症状与激素联系起来——这就是生物节律干扰因素 1。因此，尽管在大多数人看来，双手冰凉、慢性呼吸道感染和湿疹等问题是孤立的症状，但它们实际上都在告诉你，你的甲状腺功能存在异常、你的肾上腺疲劳、你的肝脏没有按应有的方式排毒（后文中会有更详细的介绍）。当内分泌系统中的某些部分出现问题时，其他部分会试图代偿。就像健身时，过度锻炼受伤部位的肌肉会使这块肌肉及其周围的组织都处于危险之中一样，内分泌系统的这种代偿机制会削弱整个系统，使你更容易出现激素功能障碍。

　　症状持续存在的另一个原因是我们对它们置若罔闻。如果你在吃完饭后感到胀气，而你只是把它当作一个孤立的事件并忽略它，当它再次发生时，你依旧置之不理，很快你就会习惯饭后胀气的感觉，以至于这种感觉变成了你的"正常"感觉。长此以往，由于你已经习惯了这种感觉，你就会越来越少地注意到这些症状。更糟糕的是，你可能不会去反思最初出现这种情况的原因（例如，可能你食用了不耐受的食物，如小麦或乳制品），并还是会继续重复这些行为。当你无法破解内分泌系统的信号时，你就无法进行有效干预，很快，一种症状会导致另一种症状，然后又会导致其他更多的症状，直到出现一个更大的、无法忽视的、严重的健康问题。

　　如果你是带着寻找解决月经、生育或性欲问题的方法的目的来阅读这本书，我猜你的症状可能已经持续很多年了，甚至发展到了符合某种疾病的临床诊断标准的地步。在你确诊时，你可能会感到如释重负：现在我知道自己是什么问题了，我要做的就是有针对性地进行治疗，让问题都消失！这正是当时我激动地伏在医学期刊上，第一次看到"多囊卵巢综合征"这几个字时的感觉，我的直觉告诉我，这一切并不是我臆想出来的。

　　然而，自那以后，你无疑会经历一场场艰苦的"战斗"。自从确诊之后，你可能一直在尝试通过服用补剂、药物（包括避孕药）、采取特殊饮食法，甚至还通过手术来缓解症状，试图让它们消失。我能够理解你现在的心情或感受：沮丧、气馁和疲惫不堪。造成这种境况的原因是你只试图从表面上解决问题，而不是从根本上解决问题。

　　当身体的各部分都协调同步时，你的内分泌系统就宛如在演奏一首和谐美妙的交响乐。但是，当生物节律干扰因素——环境中的毒素、食物和日用品中的毒素、压力过大的生活方式和不断剥夺我们身体必需营养素的饮食破坏了我们内分泌系统的功能时，紊乱就随之而来。内分泌系统管理不善（现实生活与身体的生物节律不同步的结果）导致了一些症状的出现。而忽视这些症状会导致它们逐渐积累并不断加重，最终发展到"无药可救"的境地。吃药只能暂时把这些症状压制住，但不能从根本上解决问题，甚至可能会使你出现更多症状和感到更绝望。

我在这里要告诉你的是，有一条通往健康之地的更容易的道路，本书中的方案将帮助你找到它。你将通过每一天、每一餐，解决造成这些症状的根源问题，使你那现在只能发出模糊的信号和错误信息的内分泌系统重新获得平衡。这条道路是这样的：与你的激素分泌保持同步，帮助你的身体恢复自身平衡，这样你的症状就会逐渐消失。

我是如何爱上内分泌系统的？

像许多有激素问题的女性一样，在我早期的治愈之路上我也向无数有着不同医学背景和医疗理念的从业者寻求过帮助，从传统医学从业者到补充和替代医学从业者，我甚至还使用过一些秘传药方。如你所知，这些方法见效甚微。但这些经历确实给了我很大的启发：如果我的激素不能正常发挥作用，那么我就需要尽可能多地学习内分泌系统的知识。至少那样我能有机会了解我身体里发生了什么，是什么导致了我如今的症状。

在学习内分泌系统的相关知识的过程中，我发现它远没有听起来那样复杂和神秘。内分泌系统与我们的女性健康密码（激素）息息相关，我们是谁以及我们的身体如何运行都由此决定。内分泌系统由器官和腺体组成，它们之间通过一些能决定系统功能的激素传递信息。内分泌系统以一种完全可预测、可调节的方式运行，它支配着你的行为、生理和心理活动的各个方面，你的健康、思想和情绪等无一不受它控制。你体内已有的女性健康密码决定了你是谁。这是你生命中最重要的密码，因为它决定着什么样的剧情会在你的生活中上演。当你破解你的女性健康密码后，你就获得了生命的主动权，可以决定你的生活将上演什么样的剧情。

后来我了解到，当内分泌系统正常运行时，系统的运行都是依照特定顺序的，我才意识到要想使整个内分泌系统正常运行，我只需要单独地处理系统的每个部分并让每个部分按特定的顺序重新运行。在那之前，我都是把所有可能缓解我症状的方法全用上，并希望有一种方法能有效果。但这不是女性健康密码让内分泌系统自愈的方式。我尝试过的所有治疗方法都是借助于外界的力量，都是来自身体之外，我一直在借助它们来解决我的问题。事实正相反，想要真正自愈必须要破解我身体固有的女性健康密码。直到我致力于学习身体运行的规律、用身体的语言与身体打交道，我的身体才开始自愈。在我破解身体的女性健康密码、研究自愈的方法的过程中，我常常问自己：我的身体想要做什么？我的身体是如何运行的？我需要做些什么来支持身体的正常运行？在这段旅程中，我破解了身体的女性健康密码，并了解了我的内分泌系统是如何运行的，以便让它按照设计好的方式运行。内分泌系统有特定的运行顺序，是因为脑（激素的控制中心）不得不同时处理众多的激素信息，因而它会优先处理重要的激素信息，以便顺利完成任务。换句话说，你的脑是内分泌系统的终极项目经理。你体内发生的一切都是从你内分泌系统中某处产生的一个信号开始的。

当我开始理解激素的语言的时候，我茅塞顿开（当时我还不知道有一天它会成为我帮助其他女性解决激素问题的基础，成为我整个职业生涯的基础）。后来，我完全明白了我的身体为什么会出现这些症状，以及我需要做些什么来改善这些症状。前方的道路非常清晰，我感到如释重负，不再觉得自己是身体的受害者。我对自己身体的恐惧随着我对激素信息的了解和理解而消失了。我不再强迫我的身体服从我，让它做我想做的事，我与我的身体建立起伙伴关系。原来我只是在寻求治愈的这条路上迷失了方向，而不是走了一条相反的路。我对激素的新理解给了我很大的希望，我觉得我的病情不会再持续恶化、我很快就会好起来了，我的未来不再是一片黑暗。

我希望你们能感受到我所感受到的兴奋，这也是为什么我希望你们不要跳过前面的科学原理部分而匆匆翻到方案细节部分。理论内容和其他部分的内容同等重要。事实上，确切地说，我希望当你阅读下一部分关于女性健康密码的内容时，也就是内分泌系统的内部运行机制时，你能得到一些启发。我希望这部分内容能激发出你发自内心的探索欲望，我希望你能感受到自己对身体不适症状的恐惧、困惑和你的疲惫、委屈正在被一种与身体友好相处、有效沟通和相互理解的感觉所取代。一直以来最疯狂的不是你的激素，而是你想要远离它们的想法，例如，你认为你身体的某个部位像脱缰的野马完全不受控制，或者认为只有医学博士才能理解它的行为。你会看到，一旦你获得破解女性健康密码的钥匙，你对激素了解得越多，你的生活节奏与身体的自然运行方式越保持一致，你的人生就会变得越不可思议。

一旦我了解了内分泌系统的运行顺序以及内分泌腺可在不同程度上影响了人体健康的事实，我就意识到内分泌系统的崩溃也是有一定顺序的。激素问题出现的过程就像多米诺骨牌：当内分泌系统的某一部分受到影响时，与之相关的部分就会随之崩溃，很快再下一个部分也会受到影响而崩溃，以此类推。它们崩溃的顺序与它们在正常工作时以及在进行再生和重组时的顺序完全相同。为此，我列出了导致女性激素问题的 5 个根本原因，即我们破坏女性健康密码的方式。

血糖管理不当

肾上腺过度疲劳

排毒通路被堵塞

不利于月经周期稳定的生活方式

女性能量被剥离

女性健康管理方案将完全按照上面的顺序实施，一步一步地让你的激素恢复平衡，以恢复你的身体自我调控内在智慧。

稳定血糖水平

滋养肾上腺

支持排毒系统

与月经周期同步

激发女性能量

　　第 5 项激发女性能量原本不在我最初的方案中，在我行医 2 年后才把它加入进来。每一名实践过这一步的女性不仅变得更健康，还改变了生活的方方面面。在我每次与患者交谈时，我时刻在思考导致患者出现症状的原因是什么。就像对待我工作中的其他事情一样，面对内分泌系统的问题我也能够退后一步，以便进行更全面地观察。

　　在我研究的初始阶段，也就是在我开始设计这个方案时，我先研究了内分泌系统中每个独立运行的部分，每个部分是如何工作的，它们需要什么样的支持才能最有效地完成工作，以及它们如何与其他部分协作运行。然后，我开始将内分泌系统的各部分看作一个整体，观察其正常运行与否对我们的影响。从更广泛的角度来看，我发现每个人的内分泌系统都会在人体内创造一个不断变化的生化环境。事实上，当患者对自己体内发生的化学变化更加适应时，他们生活的各个方面都会发生变化。

　　当你的内分泌系统受损的时候，你的身体就无法进行自我调控了。这就像一个跳碟的 CD 机，当你的激素没有被传送到相应的部位时，你就无法采取相应的措施，这将进一步影响你生活中的其他方面。可以想象一下，假如没有足量的激素循环到你的脑中，或者是有过量的激素循环到你的脑中，你将无法清晰地思考。那么，当你的脑无法处于理想的生化环境中时，你又如何能够理智地看待自己的生活、采取合理的策略和产生新的想法呢？你根本做不到的！

　　但是有一个好消息：我在我的患者和我自己的生活中都观察到，治愈激素功能障碍让我们有能力发掘并利用一种持续变化的力量，我将这种力量视为女性能量。从那以后,获得这种力量成为我的方案的第 5 步,也是最后一步。与其他 4 步一样,它对你的长期健康至关重要。我用了整整一章(第 7 章)来让你了解女性能量是什么以及应该如何利用它。当你以健康为基础生活并开始在你生活的每个方面创造改变,继而改变你周围的世界时,我希望你能一次又一次地想起女性能量这个概念。

学会爱你的女性部分

从女性健康密码的角度来看,"女性部分"指支持生殖系统功能的所有生理结构。它们包括:

下丘脑	垂体	甲状腺
肝脏	肾脏	胰腺
大肠	淋巴系统	肾上腺
卵巢	输卵管	小肠
子宫	外阴	阴道
阴蒂	乳房	胆囊

从头到卵巢:破解女性健康密码

请想象用以下这种方式使自己与内分泌系统的"步调"保持一致。当你感到饥饿时,你很清楚你的身体想要告诉你什么。你不可能在肚子饿得咕噜咕噜叫或者饿得发虚时,还在纳闷到底发生了什么事。当然不可能是那样。你自然而然就知道拿起现有的食物或去最近的餐厅填饱饥饿的肚子。你也应该能像解读饥饿信号一样快速地解读内分泌系统发出的信号，并给予它此时所需的温暖的关怀，保证它在任何时候都能完美运行。

如果你想彻底了解内分泌系统的信号，唯一的方法就是更深入地了解内分泌系统是如何工作的。一旦你做到了这点，就很容易分辨出那些激素失调导致的各种各样的问题，从脑雾到痛经，再到对巧克力的渴望等。

内分泌系统的各个方面都与你的健康状况息息相关，如本书中提到的月经周期、生育能力或性欲。下面我要详细介绍的5种在内分泌系统中常见的异常，就是导致你的月经周期紊乱、生育能力减弱或性欲下降的根本原因。这也是我在治疗自己的妇科问题的过程中的重大发现之一。我没有去致力于消除症状，虽然这是我曾经咨询过的每一位医学专业人士一直劝说我去做的事。因为我了解到，只要我完全遵循内分泌系统的运行规律，顺应它的节奏，并通过改变饮食、运动和生活方式来支持它，我就可以成功地使其恢复到正常状态。

我也会帮你的身体做同样的事。请记住，我的女性健康管理方案不是一个速效方案，它涉及生活方式的转变。我的女性健康管理方案的奇妙之处在于，只要你曾经依靠该方案消除了你的症状，那么你学到的策略也一定将可以用于预防这些症状在几个月或者几年之后再次出现，以及用于保护你的身体免受其他新的激素问题的困扰。

我相信你已经对"身心联系"这个词有所了解，也许你正在通过练习瑜伽、冥想等活动来加强这种联系。这些练习都非常有价值，它们都是致力于调节身心联系系统（内分泌系统）的。要知道，由脑腺体分泌出的激素决定了全身各个器官（包括卵巢）的功能。各个器官和腺体分泌的激素会控制你身体的运行情况，从调节体温到调控食物代谢、维持心跳、调节情绪、决定生育能力等。所以，无论你是否已经通过瑜伽练习找到了真正的自己，通过增强这种身心联系以改善内分泌系统的功能，对于过上更健康、更丰富、更令人满意的生活而言都是至关重要的。

让我们从位于内分泌系统最顶端的下丘脑开始，下丘脑属于脑的一部分，和杏仁大小相当，是内分泌系统的控制中心。下丘脑会持续不断地从你的血液中接收有关各种激素浓度的信息。依据这些信息，下丘脑会将释放激素或抑制激素的信号发送给位于其下方的只有鹰嘴豆大小的垂体。下丘脑的这种功能只作用于垂体。

垂体解读了来自下丘脑的信号后，会分泌不同的激素与内分泌系统的其他腺体和器官——甲状腺、甲状旁腺、胰腺、肾上腺和卵巢进行信息交互。例如，垂体分泌促甲状腺激素与甲状腺进行信息交互，分泌甲状旁腺激素靶向甲状旁腺，分泌促肾上腺皮质激素与肾上腺进行信息交互，分泌卵泡刺激素和黄体生成素向卵巢发送信号。这些目标腺体接收到垂体的信号后会各司其职，进而释放由它负责的激素。

激素互助小组

上面提到的腺体、器官和激素都是内分泌系统的主要成员，但是它们都不能独立运行或不能独自发挥作用。人体内每时每刻都有激素在源源不断地流动着，内分泌系统的各个部分必须协同工作，以执行各种功能。所以，让我们来更深入地了解一下内分泌系统的各个组成部分，尤其是那些可能与你目前存在的症状最相关的部分，看看它们是如何正常运行或发挥作用的。我发现，了解它们的最佳方法是既要单独了解各个组成部分，又要将单独的部分放到整体中去了解，所以我将它们分为 5 个不同的小组。

血糖小组——胰腺和肝脏

压力调节小组——下丘脑－垂体－肾上腺轴

新陈代谢小组——甲状腺和甲状旁腺

排毒小组——肝脏和大肠、淋巴系统和皮肤

生殖小组——下丘脑－垂体－卵巢轴

血糖小组——胰腺和肝脏

血糖水平不稳定是激素问题背后的根本原因。胰腺、肝脏和脑是人体内负责维持血糖水平稳定的器官。胰腺位于胃部后面，长约 15 厘米，它 98% 的部分实际上根本不属于内分泌腺，而是一个外分泌腺。这部分胰腺会产生消化酶来帮助胃分解食物中的宏量营养素，如碳水化合物和蛋白质。但胰腺剩下的 2% 的部分功能则很强大，它的作用是：制造调节血糖水平的激素。

摄入精制碳水化合物（如吃了糖果或泰式炒河粉）时，人体会将这些碳水化合物分解成单糖，主要为葡萄糖。这时，胰腺会针对血液中有大量葡萄糖这个情况做出反应，即释放胰岛素。胰岛素的任务是护送葡萄糖进入人体细胞，细胞利用这些葡萄糖复制 DNA、分裂并形成新的细胞。还有一些葡萄糖最终进入肝脏，转化为糖原，储存于肝脏中。

胰腺也会针对低血糖做出反应。当人因吃得过少或两餐之间间隔时间过久而出现血糖水平下降的情况时，胰腺就会分泌胰高血糖素。这种激素会"告诉"肝脏将储存的糖原转化为葡萄糖，并将葡萄糖释放到血液中，使血糖恢复到正常水平。这个过程可以确保脑、心脏和肌肉组织有足够的能量用于维持它们的正常运行。

虽然你的身体在血糖水平下降时会本能地将糖原转化为葡萄糖，但你要避免过于频繁地处于低血糖状态，特别是当你已经出现一些激素分泌紊乱的症状时更需要注意。后面介绍排毒小组时我们也会讲到，肝脏负责分解你的身体已经使用过的雌激素，并将其排出体外。雌激素残留在你的血液中时，会堆积起来，破坏内分泌系统一直努力维持的平衡。这会导致更多的激素紊乱症状。现在，如果肝脏因为身体频繁地处于低血糖状态而不得不经常集中精力将糖原转化为葡萄糖，那么用于处理雌激素和其他毒素的精力就会减少。换句话说，我们应该尽量用食物来维持血糖水平稳定，而不是靠肝脏来完成这项工作。

控制血糖水平是一件错综复杂和微妙的事，就像玩儿跷跷板，很容易且经常可能会失去平衡，这也有助于解释为什么现在有将近2600万美国人患有糖尿病。让血糖水平尽可能保持平衡的最佳方法之一是仔细筛选入口的食物（将在第 4 章中详细介绍）。

压力调节小组——下丘脑－垂体－肾上腺轴

下丘脑－垂体－肾上腺轴是身体应对压力时的中央响应系统。当压力增加时，下丘脑会释放激素，刺激垂体分泌促肾上腺皮质激素。促肾上腺皮质激素水平的激增会刺激肾上腺（每个肾脏的顶部各有一个）释放一系列与压力有关的激素，包括皮质醇和肾上腺素。这些化合物和它们在人体内触发的应激反应曾经帮助我们居住在洞穴里的祖先成功躲避诸如剑齿虎和入侵部落攻击的危险。例如，肾上腺素会使血压升高、心率加快，而皮质醇会向肌肉内强力输送葡萄糖，以便让你有能量逃过狮子和老虎的追击，或者能够抵御敌人。

这种"战争或逃跑"反应在过去是我们祖先的一种保命机制。然而，在今天，人的压力源发生了变化——如一个恐怖的老板、不断减少的存款账户或者一次狗血的分手，这些都不太可能将生命置于危险之中。如果你的身体没有对压力进行区分，无论面对哪种压力，下丘脑 - 垂体 - 肾上腺轴仍会像一万年前那样做出反应。慢性压力使你的下丘脑 - 垂体 - 肾上腺轴长期保持警觉状态，这种时刻准备应战的状态会严重破坏你的整个内分泌系统，并使你面临心脏病和脑卒中等潜在致命疾病的风险。另外，它还可能导致失眠、体重增加、疲劳并影响生育能力和性欲。

新陈代谢小组——甲状腺和甲状旁腺

甲状腺（位于颈部底部的蝴蝶状腺体）最为人熟知的功能是决定了人的基础代谢率。你可能不知道的是，你的基础代谢率不仅指身体在休息时燃烧多少卡路里那么简单。它还影响了你的心率、血压、呼吸频率、体温、细胞消耗氧气的速率等。在婴儿期和儿童期，甲状腺甚至还支持骨骼生长以及脑和神经系统的发育。

鉴于甲状腺对你的健康有如此多的影响，就不难理解为什么要把竭尽全力地照顾它放在如此重要的地位。然而，每两名女性中就有一名会在她生命中的某个时段遭遇甲状腺问题。其中一个原因可能是：甲状腺对身体内部和外界环境的变化非常敏感，所以一些看起来微不足道的事情，如睡眠时间过少、水中氯含量过高或饮用了太多含糖的焦糖玛奇朵，都可能影响它正常工作。但是，这同时也是好消息。正因为甲状腺对饮食和生活方式的变化非常敏感，所以，你可以通过一些简单的饮食和生活方式的调整轻松地改善和维持它的健康。

甲状腺和甲状旁腺协同工作，监测骨骼和血液中的钙含量。甲状旁腺分泌甲状旁腺激素，将钙从骨骼中"运送"到血液中。你的神经和肌肉（包括你的心脏）都依赖这些钙来维持运行。然而，如果不加以控制，甲状旁腺可能会从骨骼中提取过多的钙，从而导致骨质疏松等严重问题。因此，作为身体的一种保护措施，甲状腺会分泌降钙素，向甲状旁腺发出信号，让它把多提取的钙再放回骨骼里。保证饮食中关键微量营养素的水平适当对于你的健康非常重要。

排毒小组——肝脏和大肠、淋巴系统和皮肤

虽然这些器官不分泌激素，但是它们仍很重要，因为它们负责最终将血液循环中的激素排出体外。你能想象如果你身体自然分泌的激素及摄入的食物中、服用的药物中和日用品中的激素一直留在你的体内，会发生什么吗？说实话，如果不是排毒小组帮助你清除体内的这些化学物质，那么随着时间的推移，这些化学物质就会侵蚀你的健康，那时你就可能会出现较严重的激素紊乱的症状，如雌

激素的累积会为肿瘤的生长提供养料。

幸运的是，排毒小组是你身体天然的毒物过滤器。肝脏会将激素等物质分解成更小、更易于代谢的分子，这些分子通过胆囊进入大肠。在大肠中，它们与通过饮食摄入的膳食纤维相结合，最后以粪便的形式被排出体外。换句话说，当你如厕时，你不仅排掉了食物残渣，同时还处理掉了一些化学废物——被代谢分解的激素，想想看，如果这些激素赖在你的身体里不走，会给你的健康带来多少危害。

皮肤和淋巴系统在完成快速清除体内细胞废物和过多的激素这一工作时也配合得很好。皮肤是人体最大的器官，皮肤上的毛孔为体内的废物提供了一个自然的排出途径——体内废物会随着通汗液排出。淋巴系统则能快速地消除血液中的所有细胞废物，其中淋巴结区域更是功不可没。这就是为什么保证淋巴结区域的畅通如此重要，因为它们靠近一些关键的激素敏感区域，如乳腺组织和卵巢。你很可能已经察觉到，压力激素在淋巴系统 - 皮肤的协作下被排出体外给你的身体带来的影响。例如，你是否曾注意到，当压力过大时，腋下气味会发生明显改变？这就是淋巴系统 - 皮肤排毒通路在试图降低过高的压力激素水平。如果没有这些让体内激素废物离开身体的通路，体内各种微妙的激素信号的交互很快就会停止，因为下丘脑会试图抑制激素的分泌。

生殖小组——下丘脑 - 垂体 - 卵巢轴

很多女性认为月经只与腰部以下的器官有关，但事实上，月经是卵巢、下丘脑和垂体之间不断发生的复杂的信号交互活动的结果，而下丘脑和垂体都位于腰部以上。这也是一个非常贴切的身心联系的例子。下丘脑会持续不断地监测血液中各种激素的水平，包括由卵巢分泌的雌激素和孕酮的水平。根据这些激素的浓度，下丘脑会命令垂体在适当的时间分泌适量的与月经周期密切相关的两种激素，即卵泡刺激素和黄体生成素。

这些激素不仅会直接影响你的生育能力和月经周期，而且还决定了你身体的日常状态——你的情绪、体内水分的潴留情况、精力水平和性欲。

在整个月经周期中，不同时间点的激素比例决定了你的情绪走向——今天你是高兴还是易怒、精力充沛还是无精打采。换言之，深入了解你的月经周期（我将在第 5 章指导你完成）就是深入了解你自己。

挖掘女性健康密码信号

我之所以通过分组介绍的形式来介绍内分泌系统，就是希望可以帮助你对自己体内每时每刻发生的复杂变化有新的认识。了解到这些关于内分泌系统的新知识后，你可能想进一步了解如何将其用在自己的身上和自己的生活中。你现在能做的最重要的事就是成为自己的激素健康状况的观察者。与其纠结于你眼前正在经历的那些恼人的症状，如痤疮、性欲低或闭经，不如追究一下这些症状背后的原因，检视一下上述 5 个激素互助小组的状况，这样你就可以注意到你的内分泌系统哪些部分表现得还不错，以及哪些部分可能运行不佳。一开始，这项任务可能会让你不知所措，请坚信，作为一名女性，你天生就知道你的身体应该如何工作。你的身体一直在与你直接对话，没有人能比你自己更清楚地告诉自己，身体里发生了什么。

成为一名观察者应该是什么样子？这里有一个例子：我们都知道，理想情况下，早上醒来时会感到精力充沛，到睡觉的时间会感到困倦。但是，如果你早上很难起床（每一天早上都如此），并在睡觉的时间又突然精神抖擞无法入睡，那表明你的压力调节小组很可能出现了问题。如果某些日常经历总是与你的预期不符，请将它们列在一张清单上，然后放在钱包中或作为备忘录储存在手机里。这样会帮助你更好地知道在 5 个小组中，你最应该多关注哪一个（如果答案不止一个也没关系，这是意料之中的，因为它们彼此互相影响）。熟悉内分泌系统的不同部分以及每个部分是如何工作的，比专注于你的症状（尽管这些症状可能令人感到痛苦和困扰）更有帮助。这个练习是让你更好地了解身体内部真实运行情况的工具。有了这个准备练习，一旦开始践行女性健康管理方案，你很快就会上手。此练习做得越好，你上手就会越快，你将能够更准确地注意到身体的哪些部分正在发生改变。

我对你的承诺

到目前为止，你已经开始重新理解自己的身体了。你可以意识到，你过去认为正常或只是恼人的症状（像皮肤干燥和性欲下降这样微小的症状）实际上是由激素引起的。我想让你回顾一下在第 2 章"解码激素线索"这个标题下的内容，看看你圈出来的那些症状。

你现在对内分泌系统有了进一步了解，你应该会明白，这些症状并不是你余生都要面对的、不可避免的"女性问题"。它们表明你的内分泌系统处于失衡状态，而现在我们完全可以做点什么来解决这个问题。

更重要的是，在了解你独特的生化反应，以及基于你的内分泌系统运行规律调整你的饮食和生活方式的过程中，你会发现激素问题不仅仅是你处于更年期的母亲才要面临的事情。激素不仅与潮热、失眠和情绪波动有关。它们甚至不是只影响月经和怀孕。现在正有一股激素在你的体内流动，控制着你的一切，从你的心跳速度，到你的身体从刚刚吃过的食物中摄取营养素的能力，到你当前的情绪，到你今天下午的注意力集中程度，再到你的皮肤和头发是油腻还是干燥等。

这就是为什么对我来说，接触 20~40 岁的女性是如此重要（当然，围绝经期和绝经后的读者也可以从我这里得到很多有助于缓解症状的建议）。越早踏上这段旅程，越早开始与你的内分泌系统合作。用每一天、每一餐来改善你的健康问题，你的未来就会越美好。

我建议你在生活方式方面做出的改变是能轻松做到且愉快保持的，改变是永久性的，什么时候开始都不晚！一旦你学会了如何按照基于生物节律的生活方式生活，它很快就会成为你的第二天性；当你感觉良好时，你会想尽一切办法继续保持这种健康和充满活力、机遇的生活。

我向你承诺，在短期内，你会感到精力更加充沛，每个月内激素波动的频率会降低，体重和情绪问题也有所缓解。从长远来看，你将尽可能长时间地保护和维持你的生育能力和青春。甚至从更长远来看，我的女性健康管理方案中有关饮食和生活方式的所有内容都是为了保证你身体健康，使你远离癌症、糖尿病、心脏病和阿尔茨海默病这 4 大疾病。

成功故事：凯瑟琳·希勒，35 岁

症状：生育问题、痛经、肾上腺疲劳

在我开始践行艾丽莎的女性健康管理方案前，我曾经历过痛经。曾经的我常年处在非常忙碌的生活中，不规律的饮食早已成为习惯，我时常担心自己的生育能力。我想如果我接受一些健康指导的话，应该会有巨大的变化。好的一面是，我在康涅狄格州费尔菲尔德县拥有一家成功的普拉提工作室，还有一个好丈夫，我们结婚有一年半了，我的身体状况也还可以。我以为一切都在我的掌控之中，但我却无法怀孕。

在开始这个方案后不久，我发现我之前对自己缺乏照顾，以至于我不知不觉地成了一名喜欢抱怨的、脱水的和营养不良的女性。按照艾丽莎的女性健康管理方案的建议，在 6 个疗程内，我与自己身体的关系得到了改善，我与丈夫的关系也更近了一步，而这仅仅是因为我开始尊重自己了。这真的是太棒了！当我放慢脚步去思考人生的走向时，我意识到我非常想要一个孩子。在之前我一直无法怀孕，但完成这个方案后，我在 1 个月内就怀孕了！现在，我怀孕 3 个月了，我很庆幸我没有选择试管婴儿。

我从这个方案中学到的是尊重自己的月经周期、生物节律，听从自己的心而不是脑。我知道如果我没有践行这个方案，我现在是不会怀孕的。在践行这个方案之前，我不知道有什么办法能让我怀孕，所以我非常感激这个方案。这个小生命会来，是因为我给他腾出了生活的空间。换作 6 个月前，我那忙碌且受约束的生活根本没有多余的空间。我知道我会成为一名成功的母亲、妻子和老板，因为我已经学会了如何使用我手中的工具。我觉得我现在正处于与自己的生物节律合作的状态之中。

与艾丽莎一对一时间

毫无疑问，这一章的信息量很大——讲了关于整个内分泌系统的知识，你需要一些时间消化。请不要抱着此刻你就必须要将所有知识内化的想法。这是一本你可以在一生中反复翻阅的书，每一次阅读总能有新的收获。与其感到不知所措，不如多想一想学到了这么多关于内分泌系统的不可思议的新知识，是一件多么让人感到兴奋的事啊！为了帮助你找到你应该聚焦在哪些方面，请回答以下问题。

- 在新学到的关于内分泌系统的知识中，有哪些是你以前不知道的？
- 在 5 个激素互助小组中，哪一个最需要你关注？
- 你的身体通过激素间的对话向你传递了什么信息？

你可能会发现，这 3 个问题的答案指向的部分是你的内分泌系统中最需要你关注的，这就是你的健康之旅最好的开端。相信你的身体会引导你专注于对你来说最重要的事情。一旦你感觉最需要关注的那部分的问题已经解决，那就重新开始，找出下一个需要你关注的部分，与其开展对话。随着时间的推移，你将更深刻地了解和理解你的内分泌系统，这样你就可以与它亲密无间地合作，让身体和生活朝着更好的方向发展。

第 2 部分

女性
健康管理
方案

第4章　滋养内分泌系统

大多数月经、生育能力或性欲相关的问题的核心原因都可以追溯到饮食和生活方式中。本章将指导你完成我的女性健康管理方案的前3个步骤，你将学会稳定血糖水平、滋养肾上腺、支持排毒系统。我将详细解释与之相关的系统是如何支持内分泌系统的功能的，帮助你评估这些系统目前的运行状况，向你展示如何利用食物给予这些系统以支持，以及如何优化其功能。

在第3章中你应该已经了解到，女性健康密码像内分泌系统一样存在于我们的体内。现在是时候进一步了解女性健康密码了。你可以把你的女性健康密码想象成是你健身房储物柜的开柜密码，总会有一组正确的密码存在。你能否打开储物柜取决于你是否知道正确的密码。我的方案的前3个步骤就是让你了解你的内分泌系统，找到你的女性健康密码。将这3个步骤付诸实践，你就可以在每时每刻更好地与你的内分泌系统互动。实践这些步骤的过程就是破解你的女性健康密码的过程，这样你就可以获得最佳的健康，变得精力充沛。

让我们从最基础的开始。当你的血糖、肾上腺和排毒通路没有在每一天、每一餐中得到照顾和滋养时，它们很快就会变得不稳定。

身体问题几乎总是始于血糖管理不当。就像低血糖会损害肝脏功能一样，血液中过量的葡萄糖也会损害肝脏功能。当你摄入的糖超过身体所需时，多余的糖就会储存在脂肪细胞（包括肝脏中的脂肪细胞）中，脂肪细胞的体积会增大以容纳多余的糖。肝脏中过多的脂肪沉积会削弱肝脏在体内分解雌激素的能力，使雌激素停留在体内的时间超过它理应停留的时间。

好吧，现在考虑这样一个事实：如果你的脂肪细胞因血糖管理不当或慢性压力（肾上腺分泌过量的皮质醇，随着时间的推移，这也会导致体重增加）而增大，那么你的雌激素水平就会升高。这在一定程度上是因为脂肪会促进雌激素的分泌：脂肪细胞越多，雌激素水平就越高。如果肝脏在清除体内雌激素方面的工作欠佳，再加上脂肪细胞的增加，雌激素水平就会升高，月经、生育和性欲问题也会随之出现。除了扰乱激素平衡外，雌激素还会引发许多妇科问题，它既导致了新问题，也使现有问题变得更糟。

各种症状与内分泌系统的联系

在我们开始讨论女性健康管理方案的前 3 个步骤之前，让我们先来仔细地想一想为什么你的身体会出现你现在正面临的那些症状，这可以进一步解释你在之前的章节中做过的测试。

你为什么会出现月经问题？

基因和营养因素决定了你的身体对大量雌激素的反应。我的身体的反应为患上多囊卵巢综合征。而在你身上可能出现的是子宫肌瘤、经前焦虑症、子宫内膜异位症等。你以后可能会出现哪些健康问题，在你出生或初潮之前就已经确定了，这是很有趣的。例如，我的祖父母在饱受战争摧残的意大利长大，经历了食物匮乏的时期。从表观遗传学上看，基因改变在我祖父母那辈就发生了，所以现在我的身体能量代谢缓慢并善于储存葡萄糖。我遗传了能量代谢缓慢的倾向，而且我从小到大吃的一直都是典型的意大利裔美国人喜欢吃的食物，如白面包、意大利面和奶酪，这些食物更是激活了我体内的这些基因。在我祖父母生活的年代，他们可以凭借能量代谢缓慢的优势生存下来。然而，时代变迁，在一个富足的时代，它却为我带来了恼人的问题。我以前没有意识到我的身体只能承受较少量的糖，所以我吃的都是富含碳水化合物的食物。这意味着几十年来，我的血糖水平一直偏高，这导致慢性的内部压力、体重增加，以及我刚才所说的体内雌激素积累的问题。最终，我由于体内雌激素水平过高和其他激素紊乱而被诊断为多囊卵巢综合征。

　　这就是为什么现在就开始对你的内分泌问题采取措施是如此重要。（我将在本章后面介绍这些措施。）采取措施后你会感觉好一些，也将拥有更多的精力。当然，你也可以在你想怀孕的时候顺利怀孕。除此之外，你还很有可能改变你们家族的表观基因，这样你就可以使你的后代不再忍受你曾经经历过的痛苦。

你为什么会出现生育问题？

　　你体内的雌激素和孕酮需要保持特定比例，这样你才能成功受孕。当雌激素水平因为血糖控制不佳、肾上腺疲劳和排毒通路堵塞而升高时，孕酮的相对浓度可能就会不足。当雌激素和孕酮的比例被破坏的时候，排卵也会变得不规律，就像在围绝经期那样，即使你还年轻。如果孕酮水平过低，你的身体很难受孕；即使你能够受孕，孕酮水平过低也会增加流产的风险。任何有生育困扰的女性都知道，仅仅能够受孕是不够的；你还要让身体做好足月分娩的准备。本书的方案能让你的激素达到最佳的平衡状态，从而实现这个目的。

此外，雌激素水平过高会以另一种更间接的方式影响你的生育能力。通过上面的讨论，你了解了过量的雌激素是如何增加你月经出现问题的概率的。不幸的是，月经出现问题的一个主要副作用是削弱生育能力。例如，多囊卵巢综合征会阻碍排卵，而正常排卵是卵子成功受精不可缺少的因素。又如，子宫肌瘤和子宫内膜异位症患者的子宫内存在功能性堵塞，这会阻碍受精卵的成功着床。

这就是为什么当遭受月经问题时，服用避孕药来调节激素并不是一个很好的解决方案。避孕药可能会暂时（尽管是化学性质的）调节你的月经周期，从而缓解你的症状。然而，如果你的雌激素水平没有得到适当的控制，这些症状还会复发。而且，当你决定要孩子时，它们也会阻碍你受孕。此外，在停止服用避孕药后，女性面对这些症状和受孕障碍会感到压力更大，因为她们觉得时间紧迫，只有在很短暂的一段激素保持平衡的期间才可以受孕。我们应该把重点放在从长远的角度来看待你的生育能力。立即着手解决与月经失调有关的激素失衡问题是长期保持和保护生育能力的最佳方式。只有你的血糖调控系统、压力调节系统和排毒系统平稳运行，雌激素才能够在你体内正常流动，你才可以获得到充裕、蓬勃、无须借助药物的生育能力。

你为什么会出现性欲减弱的问题？

当你因为血糖水平忽高忽低、要赶在最后期限之前完成工作、忙着照顾孩子或者无休止地处在压力循环中而感到筋疲力尽的时候，与爱人亲密几乎是你最懒得做的事情了。在一天结束的时候，你仅存的能量只够用来吃更多的糖（你控制不了自己！），然后瘫倒在沙发上。这个公式很简单：低血糖 + 慢性压力 = 低精力 + 低欲望。

从生理学角度来看，在你的身体经历过低血糖和肾上腺素的刺激后，再要求你在短期内完成一些事情，你会感到更加筋疲力尽，并且做出一些不健康的选择。例如，它告诉你要多吃碳水化合物，尽管你已经摄入了很多（因为之前处于低血糖状态）。当你听身体的话摄入碳水化合物后，你的脑会疯狂地工作，以各种方式获取它所需要的葡萄糖，而你的身体也在超负荷工作，试图将细胞中储存的葡萄糖清除出去。如果你是一个天生代谢慢的人，这项工作会更加困难。所有这些都会导致皮质醇水平升高。从长远来看，这种在恶性循环中产生的过量皮质醇会抑制脱氢表雄酮的合成，脱氢表雄酮是人体内睾酮的大部分来源，而睾酮是支持性欲的关键激素。简单地说，低血糖和慢性压力会让你的身体筋疲力尽；你的身体几乎没有多余的精力来满足性生活。

性欲低可以追溯到许多其他原因，包括对性反应的生物学知识有限，以及不知道如何充分获得乐趣。好消息是，当你按照方案的前 4 个步骤稳定血糖水平、滋养肾上腺和支持排毒系统，并与月经周期同步时，你的性欲将会显著增强。在第 9 章中，我将介绍一些提升性欲的关键因素，帮助你创造出最愉悦的性体验。

避孕的真相

如今，大约有 1200 万美国女性在使用口服避孕药。对健康的女性（没有任何激素紊乱的女性）来说，出于恰当的理由（防止怀孕）使用避孕药，可能是一件合乎情理的事情。问题是，如今有很多女性使用避孕药的理由是掩盖潜在的激素问题，这是错误的。根据古特马赫研究所 2011 年的一项研究，基于美国家庭增长调查的政府数据显示，58% 的女性使用避孕药的目的并不是防止怀孕。

31% 用于减少痛经。

28% 用于预防偏头痛和经期引起的其他疼痛。

14% 用于治疗痤疮。

4% 用于治疗子宫内膜异位症。

你有没有想过这其实治标不治本？避孕药实际上并不能真正治愈这些疾病。它只是改变了激素水平以减少或消除症状；潜在的激素问题依然存在。服用避孕药后，你可以很好地继续生活，不会再次出现这些症状。然而，当你决定备孕而停止服用避孕药时，你可能会发现怀孕并不像你想象得那么容易。这是因为潜在的激素问题（从你第一次服用避孕药开始，这个问题可能已经存在了十多年）一直没有得到解决，而且它还会阻碍你怀孕。

激素问题存在的时间越长，治疗起来就越复杂。所以停止服用避孕药之后，你不仅需要将更多的精力用于治疗上，而且花费的时间可能比最初没服用避孕药而直接解决问题所花费的时间更长。如今，女性备孕的年龄比以往任何时候都要推后，这种延迟会对女性的生育能力造成严重的影响，尤其是在你 30 多岁时。本来可以受孕的时间就十分有限，而现在你又面临一个额外的挑战，那就是治疗复杂的长期激素问题。在科学知识和工具的帮助下，我一直在帮助女性解决这个问题，但是如果你能在一开始知道你有潜在的内分泌系统紊乱并在症状刚出现时就把它解决掉，而不是多年来每天服用避孕药来掩盖它，现在事情会变得容易得多。

在提到避孕药时有一件事不得不提，如今有数百万女性的内分泌系统紊乱，而她们自己甚至都不知道，因为避孕药缓解了症状，潜在的激素问题不可能被发现。如果你是其中的一员，你可能会觉得自己还挺健康，然后继续服用避孕药，而这些避孕药会消除症状，直到停止服用避孕药后你才意识到自己的病情很严重（甚至可能会阻碍生育能力）。

我的不满不是因为避孕药，而是因为避孕药隐藏了你不知道自己存在的或不想处理的问题。这些问题迟早会冒出来，尤其是当你的生育能力受到威胁时。如果你目前正在服用避孕药，无论出于何种原因，我都建议你与你的医生商量一下停药 3 ~ 4 个月，观察一下你体内出现的情况。如果你的月经周期很快就恢复正常，每个月像闹钟一样准时，并且相对没有不适症状，那么由你判断重新服用避孕药是否是你的最佳选择。然而，如果当你停止服用避孕药后，就开始饱受痛经、偏头痛、痤疮、囊肿、子宫内膜异位症或其他与激素失调密切相关的症状的困扰的话，那么你现在就需要解决你的子宫和激素的问题了，尤其是如果你在未来 2 ~ 10 年内计划要孩子的话。

同样重要的是，避孕药不仅作用于你的子宫，它还会影响你身体的许多器官，如卵巢、肾脏、肝脏和心脏。避孕药会影响你的血液质量，改变你脑内的化学成分，改变你的脑与身体沟通的方式。避孕药会对你的生理健康、情绪、体重、性欲、人际关系，甚至你与自己的关系造成严重影响。事实上，一项著名的研究——"汗味 T 恤研究"表明，避孕药会干扰你利用气味找到与你的基因相匹配的理想伴侣的能力。此前的研究发现，夫妻双方的基因差异越大，流产率越低，生下健康宝宝的概率越大，夫妻关系越幸福，性生活越令人满意，女性达到高潮的可能性也越大。然而，服用避孕药的女性倾向于（无意识地）寻找基因更相似的男性，可能是因为避孕药有模拟怀孕状态的作用。也就是说，如果身体认为你怀孕了，那么你就不是在寻找伴侣，因为你的身体认为你已经有了伴侣，现在只是在寻找朋友以建立友谊。换句话说，避孕药劫持了你与生俱来的选择最佳伴侣的能力。如果你爱的人将要服用具有上述效果的药物，你肯定会和他沟通一下这件事，对吧？所以，现在你也和自己交流一下——可以通过写日记或和朋友谈心，并研究一下身体的反应，看看避孕药到底适合你吗？

对我们这一代的女性和我们的母亲来说，避孕药是一份不可思议的礼物。它帮助了更多女性全力投入工作、在家庭生活中享有选择权和控制权，并在性的表达方面进行新的尝试。避孕药确实有不少益处，但它终归还是药，对激素严重失衡的女性来说只是一种权宜之计。所有女性都值得拥有健康、充满力量和幸福的生活，并得到她们拥有这种生活所需要的支持。药物的作用是有限的，很庆幸除了药物外我们有更多的选择！

那么现在，身为女性的我们应该怎么做呢？首先要做的是接受自己的激素敏感度。如果正在阅读这本书的你饱受上述这些疾病中任何一种的困扰，那么避孕药对你来说可能不是最好的，或者不是最有效的治疗方法。其次是更多地了解自己的月经周期。了解自己身体每个月的激素变化规律才是选择最适合自己的避孕方法的关键，这也是练习自我护理的绝佳机会。没有一种避孕方法是万无一失的（甚至连避孕药也做不到！），所以我推荐一种组合方法：将利用自己的月经周期避孕与现有的任何一种（或两种）避孕方法结合起来。这样的避孕方法既可以提供有效的保护，又不会让你的激素变得更加混乱。最后，无论你是否选择服用避孕药，我都要强调：一定要使用避孕套和口腔保护膜。这是真正预防性病的唯一方法，性病会影响你的激素健康和生育能力，甚至会增加你患癌症的风险。

女性健康管理方案推荐的避孕方法

男用避孕套。由于它在避孕和预防性病方面的有效性很高而广受欢迎。市售男用避孕套有多种颜色，质地也不一，还有为乳胶过敏者设计的。

女用避孕套。这种避孕套的作用与男用避孕套相似，但其使用时是需要置于女性体内。和男用避孕套一样，它是事先放置好的，也有助于预防性病。

避孕海绵。这是最受欢迎和最有效的避孕方法之一，它结合使用了屏障（海绵）和杀精剂两种工具来起到避孕作用。请注意，避孕海绵无法防止性病传播，因此请将其与避孕套结合使用。如果你对杀精剂敏感的话，这可能不是适合你的选择。

避孕隔膜、宫颈帽。这类都属于屏障避孕法，这些由软乳胶或硅树脂制成的物体会紧贴在宫颈上。如果你选择这个方法，需要请妇科医生帮你放置好。这类方法的一个好处是：它们是可重复使用的（而且有体积小、便于携带等优点）。请记住，这类方法在避免意外怀孕方面很有效，但是，就像避孕海绵一样，它们无法预防性病。

阴道避孕膜。这是采用杀精剂避孕的最新趋势之一。与流行的通气鼻贴类似，避孕膜是一种薄薄的类似蜡纸的膜片，放入宫颈或宫颈附近后会立即溶解。避孕膜可以单独使用，也可以与避孕套、避孕隔膜或避孕海绵结合使用。避孕膜使用起来干净卫生，不会残留任何物质。每片避孕膜都是单独包装，一盒通常有 12 片。在大多数药店都可以买到。

宫内节育器。对已经有孩子或选择不生育的女性来说，非激素型的宫内节育器是一个很好的选择，因为它不会影响你的激素水平。激素型的宫内节育器的工作原理就不同了，它会缓慢释放孕激素改变你的激素水平，达到避孕的目的。尚未怀孕的女性要注意一点，使用宫内节育器可能会存在感染或子宫内壁出现瘢痕组织的风险，虽然发生概率很小，但这可能会让成功受孕变得更加困难。同样，宫内节育器不能预防性病，避孕套与这种方法的组合是很好的避孕方式。

女性健康管理方案第 1 步——稳定血糖水平

我们现在来谈谈女性健康管理方案的核心：改善健康和生活的 5

个步骤。让我们从最基础、最容易被干扰的那个因素（血糖水平）开始。稳定血糖水平是我的方案的第 1 步。

你可能会纳闷，我的血糖水平和我的妇科问题到底有什么关系？用一句话来概括：一切妇科问题都与血糖水平密切相关。正如我们所知道的，内分泌系统所执行的所有复杂的功能都离不开激素的传递。内分泌系统的主要功能之一（也是最重要的功能）就是将葡萄糖输送到脑、肌肉和心脏。在这个过程中你的身体最可能出现的首要问题是血糖水平异常。血糖水平异常会引发一连串后果，你的内分泌系统的其他部分也不能正常运行！

所有曾来过我的中心寻求帮助的患者没有一个人能将血糖水平控制得很好。一个也没有。事实是，没有人能不费吹灰之力就控制好自己的血糖水平。虽然进行血糖管理并不一定需要进行复杂的测试或计算（除非你是糖尿病患者），但如果你不能有意识地关注自己的血糖水平，同时还一直在吃高热量的食物且食量很大，你的血糖水平很可能是不正常的。不付出一点努力就想拥有健康、控制良好的血糖几乎是不可能的。（另外，你很快就会发现，如果你吃得太少照样无法摆脱血糖水平异常这一困境。）

正如你之前所了解到的，你的身体会将碳水化合物分解成葡萄糖。根据我所定义的，血糖管理就是时刻监测身体的血糖水平并针对过高或过低的血糖水平做出反应，并采取必要的措施使其保持平稳。这意味着，从早上起床的那一刻起，直到晚上睡觉前，你都要仔细地选择食物。你要知道如果你一时偏离了理想的饮食模式，你该做些什么才能让血糖水平恢复平衡。以我为例，如果我吃了太多的糙米、红薯或意大利面，我就会穿上运动鞋，到小区里散散步。

我为什么要这样做呢？因为葡萄糖是能量。如果我一屁股坐在沙发上，不使用新摄入的葡萄糖，我的身体就会迅速分泌出足够的胰岛素将这些糖塞进我的肝脏和细胞里。但是如果我马上去运动，相当一部分的葡萄糖会立即被用于为肌肉提供能量，而不是在体内游荡等待被重新分配。运动是一种降低体内葡萄糖负荷的自然方式，能让我在摄入过多碳水化合物后避免出现血糖水平骤升和急速下降。

现在请想象一个画着一条平坦的水平线的图，这是理想的血糖基准线。如果血糖管理不当，血糖水平会飙升至超过该水平线很多的位置，然后再骤降至低于该水平线很多的位置，而且这种情况不止一次出现，而是在一天中不断地出现。虽然我们的血糖水平几乎不可能一直保持不变（即使吃苹果也会使血糖水平略上升），但如果血糖管理得当——这意味着在正确的时间摄入正确的食物，我们的血糖水平会围绕血糖基准线上下小幅度波动。

对于那些准备大幅减少碳水化合物摄入量或完全剔除碳水化合物的人，我劝你不要这样做。葡萄糖是脑的主要燃料。没有它，你会变得异常情绪化和昏昏欲睡，甚至难以集中注意力，并在记忆新信息时遇到障碍。关键其实在于你需要摄入正确种类和数量的碳水化合物以保证血糖的平衡，同时为你的脑提供充足的能量。（注意，剔除或严格限制复合碳水化合物的摄入会增加低血糖发作的可能性。）

血糖管理是我的饮食方案的核心。当你在每一天、每一餐有意识地选择所吃的食物时，你就能拥有水平非常稳定的血糖。（我会教给你怎么做。）但你如果为了赶时间而匆忙塞下一个蔬菜卷饼，或者为了完成一份报告省掉一顿饭，或者食用含有人工甜味剂的减重食品和饮料，你的血糖水平必然会立即受到影响，而且这些影响在这一天剩下的时间里都会持续存在。更糟糕的是，连锁反应不会就此结束。由于整个内分泌系统的正常运行都依赖于血糖水平尽可能接近基准线，所以人体会将管理不当的血糖视为一种压力，这一压力这会使你的肾上腺超负荷运转，并开始分泌皮质醇和肾上腺素的混合物——失衡的激素级联反应。这就是在无所顾忌的一餐背后发生的事情。由于存在表观遗传效应——你的饮食习惯通过影响激素反应进而导致某些特定症状，如果你每天重复这样的饮食，你很容易发现，你吃的东西与你的外观、感觉及你的激素水平有多么紧密的联系。

如履薄冰的低血糖

通常情况下，我们一提到血糖总是会想到高血糖，血糖水平升高可能会导致胰岛素抵抗，最终会导致糖尿病。虽然高血糖确实是一个严重的问题，但我们忽略了血糖管理中的一个重要难题: 低血糖。低血糖对身体同样有害，就像高血糖一样。

低血糖可能由两种截然不同的情况引发。一种情况是你在长期节食，把咖啡和巧克力棒当作一餐。如果你的身体缺乏足够的食物，自然就缺乏足够的碳水化合物，你的血糖水平自然将长期处于低水平。

另一种情况更复杂一些。它源于摄入过多的碳水化合物。当然了，不是说吃一大份奶油意面才叫摄入过多碳水化合物。任何超过普通的一份食物（少半杯通心粉、米饭或土豆泥）都足够让你的血糖水平飙升。（拿一个量杯看一下，你会惊讶地发现半杯是多么得少。）作为回应，你的胰腺会分泌大量胰岛素，将血糖以葡萄糖的形式运送到最终使用它的细胞中,从而使血糖水平下降。然而,经常出现的情况是,你的胰腺错估了所需的胰岛素量,从而释放出过多的胰岛素,因此它并没有把你的血糖降至基准线水平,而是使你的血糖水平低于基准线水平——尽管你才刚饱餐了一顿。然后,你会一边责怪自己缺乏意志力,一边跑到零食柜里翻出巧克力豆,虽然你在不到一个小时前刚吃了一个墨西哥卷饼(卷饼分量很大),你一定对此感到非常沮丧。

但我要告诉你一个小秘密:从生物学角度来说,根本不存在意志力这回事。了解这一点极其重要,因为我看到女性在无法克制自己、屈服于某种欲望时,总是会陷入自责中。这种消极情绪要在此时此刻被终结。你要知道,问题根本不在于你有多强的意志力。一旦你的血糖水平像过山车一样波动,你根本就没有办法赢得这场血糖之战——你的激素每次都会赢。当你处于低血糖状态时,你的脑被剥夺了所需的葡萄糖,它就会判定你正处于饥饿状态。你的脑通过分泌食欲刺激激素来应对这种虚假的饥饿,提高你对食物的兴趣。换句话说,即使你是吃得过多导致血糖水平下降过快,你也会感到饥饿。但你的身体分辨不出这之间的区别。

你还想知道让人感到不安的一些其他情况吗?当我们的血糖水平控制得不理想时,有些人会比其他人更容易屈服于诱惑。《临床研究》杂志中的一篇文章介绍了一项比较人们看到高热量食物的图像时的脑反应的研究。正如预料的那样,当血糖水平下降时,每个人的前额皮质(大脑中负责控制冲动的部分)的活动都会减少。换句话说,当面前摆着可以随意吃的冰激凌和汉堡时,处于低血糖状态的人更容易放纵自己。但研究人员还注意到了另一件事:一旦体重正常的人的血糖恢复到健康水平，其前额皮质的活动就会变得活跃，抑制他们对垃圾食品的欲望；而超重的人却不会这样——无论怎样，他们都会渴望食用那些高热量的食物。这就是为什么明智地控制碳水化合物的摄入量是至关重要的：当你的血糖水平不稳定时，你可能在不知不觉中更渴望碳水化合物。每一天、每一餐都要注意让血糖水平保持稳定（无论你是否超重），使胰腺只分泌一定量的胰岛素，以防止血糖水平飙升或骤降，从而使你的情绪和食欲保持稳定。

你代谢葡萄糖的速度是快还是慢？

人体处理葡萄糖的基本机制大致相同，但处理葡萄糖的效率却因人而异。尽管如此，按照葡萄糖的代谢速度，大体还是可以分为两类人群：葡萄糖代谢速度快的人和葡萄糖代谢速度慢的人。代谢速度快的人的身体能够迅速将葡萄糖转移到细胞中，然后在需要能量时能立即获取这些葡萄糖。代谢速度慢的人（比如我）的胰岛素受体细胞受到损害，这意味着与代谢速度快的人体内的葡萄糖相比，代谢进度慢的人体内的葡萄糖在进入细胞之前在血液中停留的时间要更长。此外，还意味着一旦葡萄糖进入细胞被储存起来，要想将其提取出来加以利用，代谢速度慢的人比那些天生代谢速度快的人要消耗的能量更多。

怎么才能知道你代谢葡萄糖的速度是快还是慢呢？下面的几项内容会帮你确定。

葡萄糖代谢速度快的人

· 减重很容易

·低血糖或饥饿时感到焦虑、头晕和头痛

·即使很少运动也总是感觉很热

葡萄糖代谢速度慢的人

·体重容易增加，减重困难

·低血糖或饥饿时感到烦躁或注意力无法集中

·几乎总是感觉很冷，尤其是手和脚

　　了解你的葡萄糖代谢速度是快还是慢将有助于确定你在饮食中适合摄入多少复合碳水化合物。由于葡萄糖在葡萄糖代谢速度慢的人的血液中停留的时间较长，如果你是葡萄糖代谢速度慢的人，你需要的复合碳水化合物就比葡萄糖代谢速度快的人少，葡萄糖代谢速度快的人会迅速将葡萄糖转移到细胞中，如果其复合碳水化合物的摄入量过低，很快就会出现低血糖。

　　虽然你不能改变你的葡萄糖代谢速度——代谢速度慢的人永远不会变成代谢速度快的人，反之亦然，但你可以通过改善你的饮食，给予身体一些支持，让身体能有效利用葡萄糖。这对你的能量水平、激素平衡，甚至整体健康水平都有很大的影响。

将血糖管理牢记在心

　　之所以说控制血糖水平如此重要，还有另一个原因：你的生命也依赖于它。你可能已经听说过心脏病是女性的头号杀手。但是你知道吗？因心脏病死亡的女性人数比因排在心脏病之后的 4 种疾病（包括所有癌症）死亡的女性人数的总和还要多。随着越来越多的女性出现血糖水平失控，女性患心脏病的风险也在不断上升。

　　此外，研究人员还发现，女性的心脏比男性更容易因血糖水平过高而受损。事实上，根据发表在《美国心脏病学会杂志》上的最近的一项研究，在血糖水平较低的情况下，女性面临的心脏病风险可能比男性更高，这意味着女性更容易出现与血糖相关的心脏损害。并不是只有被诊断为糖尿病才会有风险，研究发现，如果你的血糖水平总是处于较高水平，即使低于糖尿病确诊的阈值，你患心脏病的风险也与已患糖尿病者相当。

科学家们仍在努力了解血糖水平与心脏病之间的联系。目前，普遍的观点认为，随着时间的推移，血糖水平过高会损害进出心脏的血管。此外，与血糖水平在健康范围内的人相比，血糖水平过高的人更容易患高血压和出现胆固醇水平异常的情况，也更容易超重，所有这些都会增加他们患心血管疾病的风险。

成功故事：娜奥米·肯特，33 岁
症状：再发性尿路感染、肾上腺疲劳和焦虑

我的身体在我 20～30 岁的大部分时间里一直都不太好。我总感觉又冷又累，每 3 个月左右我会经历一次尿路感染。我一直在服用抗生素，但病情一直没有好转，我的医生也不知道我到底哪里出了问题。

终于，在我 31 岁的时候，我发现了 FLO 生活中心。艾丽莎询问我平时的饮食习惯、睡眠情况，我开始意识到我的生活方式是我健康状况不佳的原因。我的高糖饮食模式——经常在跑步后吃一碗即食的五彩麦圈、经常喝果汁和吃精制意大利面是我血糖水平不稳定和肾上腺疲劳的根源。我一直认为吃糖会给我带来更多的能量，但正是整天像悠悠球一样上下波动的血糖让我感到疲劳。最重要的是，我饮食中的糖分喂养了导致我频繁地感染细菌。我还记得和艾丽莎坐在一起时，觉得这一切听起来很合乎逻辑——我以前怎么会一点都不知道呢？

在践行艾丽莎女性健康管理方案的短短几周内，我发现自己的精力和健康状况都有所改善。更重要的是，我从 2010 年起就没有再患过尿路感染。我以前还有睡眠问题。躺在床上时，我总是感到心跳加速。我总是担心所有事情并总是感到焦虑。当我开始将艾丽莎教给我的所有营养干预方案付诸实践时，这些感觉都消失了。

娜奥米的经历是一个完美的例子，说明更好的健康意味着更高的生活质量。一旦你给你的内分泌系统提供了使其发挥最佳功能所需的食物，你就可以像娜奥米一样自由地将所有额外的精力投入到生活中，在工作中以及在与朋友的相处中获得更多的乐趣。

全天管理血糖的方法

现在你已经有了认识、感知和观察自己的血糖在每时每刻的变化的工具。但这还不够，我希望你还能拥有能够控制血糖水平的工具，这样你就可以预防高血糖、低血糖以及伴随这两种症状出现的其他症状（头痛、易怒、疲劳）。下面是你的血糖稳定工具包。让血糖水平保持稳定是贯穿全天的持续任务。有了我提供给你的这些很容易成为习惯的策略，你从早到晚都会感觉很棒。

早上时段

· 醒来后，立即喝至少 250 毫升水。（如果空腹喝常温的水会让你感到腹痛，可以试着喝加了一片柠檬的热水。）

· 在醒来后的 90 分钟内吃早餐。

· 早餐前不要食用任何含有咖啡因的食物。

· 早餐食用富含蛋白质的食物，如鸡蛋、纯素蛋白奶昔或烟熏
  三文鱼。

· 如果你是一个葡萄糖代谢速度慢的人，早餐时将碳水化合物
  的摄入量减少到 30 克；即使你是一个葡萄糖代谢速度快的人，
  那么碳水化合物的摄入量也不要超过 50 克。（一包原味即食
  格兰诺拉麦片含有 19 克碳水化合物，1/3 杯格兰诺拉麦片
  含有 22 克碳水化合物，2 片发芽全麦面包含有 30 克碳水
  化合物。）

午餐时段

· 早餐后 3 个半小时内吃午餐。

· 午餐摄入的热量占全天总热量的比例最高。

· 尽量只摄入一种复合碳水化合物，如糙米或黑豆，但不要在
  同一餐中同时摄入两种。

· 至少食用一种高脂肪食物，如牛油果、橄榄油或葵花籽。它
  们能让血糖水平更稳定，并防止你在一天中的晚些时候渴望
  简单碳水化合物。

· 服用消化酶（一种营养补剂），这样你就能从食物中吸收尽
  可能多的营养。如果你注意到服用消化酶后有了显著改善，
  那就随餐服用；如果你一天只吃一次消化酶，那就和你进餐
  量最多的一餐一起吃，通常来说就是午餐。

下午时段

· 午餐后 2 个半小时~3 个半小时内吃些零食。

· 选择营养丰富的零食，它能让你在晚餐前一直有饱腹感。例如，脆米饼搭配牛油果、鹰嘴豆泥或一片火鸡胸肉，苹果配天然花生酱、枸杞和杏仁。

晚餐时段

· 在吃零食的 2 个半小时~3 个半小时内吃晚餐。

· 晚餐包含植物蛋白质或动物蛋白质以及蔬菜。

· 避免食用任何种类的谷物和糖。如果你在晚上最不活跃的时候食用了糖，那么代谢产生的葡萄糖更有可能储存为脂肪，而不是用于供能。

· 晚餐时间安排在睡觉前的 3 个半小时~4 个半小时。如果你睡得很晚，一定会感到饥饿，自然会渴望一些能快速补充能量的含糖食物。

与艾丽莎一对一时间

稳定血糖水平首先要注意自己对所吃食物的反应。每一餐后，花点时间问问自己的感觉。这听起来很简单，但一定要提出描述性的、有事实根据的和具体化的问题。例如，感到胀气吗？感到腹胀吗？感到充满活力吗？然后做出回答。这是你要终身进行的每日自我观察练习的开始。当你开始在每一天、每一餐后询问自己的感受时，它会成为你的习惯。当你了解不同的食物给你的身体带来的不同的感受时，你就已经体验并注意到它们对你身体的影响，那样你就更容易选择那些让你感觉良好的食物。同样，避开那些易引发不良反应的食物也会变得更容易，因为你会有意识地找出那些会引发不良反应的食物，你不希望它们影响你的健康。记得在喝完饮料后也要关注自己的感觉哦！

女性健康管理方案第 2 步——滋养肾上腺

前文提到过，肾上腺会把血糖管理不当视为一种压力源。遵循上述方法管理血糖将使你朝着健康的肾上腺迈出一大步，因为你将会消除一个使肾上腺无法正常工作的主要因素。

但我非常确信血糖管理不当不是你生活中唯一的压力。如果你像大多数生活在 21 世纪的现代女性一样，拎着装满各种电子产品的漂亮包包，时刻得与各种人保持联系，那么你可能正承受着来自四面八方的不同的压力。请记住，无论这些压力是否会威胁到生命（虽然出现的可能性很小），你的肾上腺都会做出相同的反应，这意味着它们将永远处于警戒状态。你的肾上腺原先被设计用来承受偶尔的压力，如躲避老虎时的冲刺，而不是承受我们大多数人正在面临的如马拉松般的长期的慢性压力。在这种不断承受慢性压力的状态下生活数月、数年甚至数十年会导致肾上腺疲劳。

在早期阶段，肾上腺疲劳的特点是持续性疲劳和缺乏活力。其他迹象包括痤疮、体重增加、失眠、抑郁、易患感冒和易被感染其他疾病，以及对糖充满渴望。对许多女性来说，肾上腺疲劳已经成为新的"常态"，她们甚至没有意识到自己可以纠正这一点并可以感觉更好。

提到肾上腺疲劳最严重的情况时，我不禁会想到一位女性，一家健康公司的首席执行官。由于多年的慢性压力，她的肾上腺极度紧张，以至于她常常在早上醒来时心悸、出冷汗。在早上，皮质醇的正常激增会自然地将我们从睡眠中唤醒，但这却对她的身体造成了创伤。尽管她理智地知道自己没有遭遇任何危险，但她的身体无法分辨她面对的是何种压力。她的肾上腺对各种压力的反应都非常敏感，甚至早上醒来这么简单的行为也会引发恐慌的全面发作。然后，她不得不硬撑着度过一天中的大部分时间，给自己的身体里灌满咖啡和可乐，这样才能使自己的生理功能维持正常的水平。她的性欲消失得无影无踪，她处在一种无休止的焦虑状态中。

无论你是否与她的症状产生共鸣，还是你仅仅需要更多的精力来好好生活，滋养你的肾上腺都是你要做的事。当你的肾上腺功能处于最佳状态时，你醒来时会感到精力充沛和乐观向上。你会乐于去做需投入脑力和体力的事情，因为你有足够的精力去做更多的事情，去创造更多的东西，去成为更好的自己。

深入探究肾上腺

虽然我们通常将肾上腺与调节压力联系在一起，但肾上腺还有许多其他重要的功能。为了更好地了解肾上腺的功能，请先了解一下组成肾上腺的两个部分——肾上腺皮质（外层）和肾上腺髓质（内层）。

肾上腺皮质

还记得我在第 3 章中讲过的下丘脑－垂体－肾上腺轴吗？在这里我们要继续了解一下它的作用。肾上腺皮质不会自动发挥作用；下丘脑向垂体发出信号，让它分泌一种激素来控制肾上腺皮质发挥作用，这种激素是促肾上腺皮质激素。

肾上腺皮质可以被进一步分解为 3 个微观区域。由于每个区域中都有独特的酶存在，所以它们会分泌不同的激素，对身体产生不同的影响。这 3 个区域分别是：

肾上腺皮质球状带。位于肾上腺最外层的皮质，可以产生醛固酮激素，有助于调节血压，调节细胞内的钠钾平衡——这种平衡可使细胞存活、分裂并保持完整。没有这种激素我们就无法存活下去。

肾上腺皮质束状带。位于肾上腺中间层，可以分泌大量皮质醇。你的身体需要一定量的皮质醇在血液中流动，以维持昼夜节律（稍后将详细介绍），并让你的身体能够在你需要燃料时将细胞中储存的脂肪、蛋白质和碳水化合物转化为能量。

肾上腺皮质网状带。位于肾上腺最内层，可产生脱氢表雄酮，这是雄激素、雌激素和睾酮的前体。在女性体内，90% 的睾酮是由肾上腺这一区域的脱氢表雄酮转化而来的。这种激素对男性和女性来说都是至关重要的，可以保持并增加能促进燃脂的肌肉的量，增强性欲，保持精力，保护骨骼，保护心理健康和保持认知功能正常。

肾上腺髓质

肾上腺最内层的肾上腺髓质是"战斗或逃跑"反应的控制中心。它释放的激素会激发身体对压力的反应。当你感到有压力时，肾上腺髓质会分泌去甲肾上腺素，从而使血管收缩，血压升高。与此同时，它还会分泌肾上腺素，从而使你的心率加快，引导器官中的血液流向肌肉，为的是让你跑得过张牙舞爪的罗威纳犬。

肾上腺疲劳时应如何运动？

如果你反复出现肾上腺疲劳的症状，那你必须要运动。皮质醇水平较高和血糖水平长期不稳定可能会导致你超重，所以你也希望通过运动来减轻一些体重。然而，当你已经疲惫不堪时，还在健身房里拼命运动将导致更大的压力，从而让你感觉更加疲惫。我提出的解决方案是采用更温和的运动方式，运动时间也更短，这似乎有些违背直觉，但它与内分泌系统的运行方式是协调一致的。以下是有关解决肾上腺疲劳这一问题的具体运动建议。

- 每周进行 3 次快走和慢跑交替，每次 20 分钟。快走 2 分钟，然后慢跑 30 秒，这是 1 组，总共进行 8 组。
- 每周不连续地进行 2 次全身力量训练，每次 20 分钟。选择能锻炼到多个肌肉群的复合动作，如火箭推、箭步蹲加二头弯举、侧向箭步蹲加侧平举、俯卧撑和卷腹。每个动作重复 12 次为一组，总共进行 2 组。负重从 2.2 千克开始逐渐增加，上限不超过 4.5 千克。
- 每周休息 2 天，休息日可以去散步或做一些柔和的瑜伽。

这些建议有效的原因：有氧运动（快走和慢跑交替）时长和强度都足够，既可以帮助你燃烧脂肪，又不会过度刺激肾上腺。在肾上腺疲劳的修复阶段，任何超过 20 分钟的运动都会导致皮质醇水平升高，因此，即使你习惯于强迫自己进行时间更长、强度更大的运动，也要提醒自己在 20 分钟时结束运动。力量训练有助于增加瘦肌肉量，这有助于血糖水平稳定，因为你的肌肉会消耗葡萄糖作为燃料；这样"合理"地使用葡萄糖也会减轻肾上腺的压力，因为你的血液不用再受到葡萄糖的"轰炸"。选择多个肌肉群参与的复合动作可以让你在 20 分钟内进行全身运动，最大限度地利用运动时间。

如果你在运动后感到精力充沛而不是筋疲力尽，那么说明你采取的运动方式对你有效。任何时候都不要空腹运动；至少要在运动前少喝一些饮品，如杏仁酸奶或果蔬汁。试着把你的运动计划安排在早上或上午。因为正常情况下皮质醇峰值出现在早上起床时，但肾上腺疲劳的女性往往会出现不适当的皮质醇峰值，反而在晚上入睡时出现峰值，早上运动会逐渐解决这个问题。

精力充沛地醒来是你的肾上腺正在康复的迹象。到那时，你可以适度增加有氧运动和力量训练的时间或强度。如果你早上在不定闹钟的情况下就能醒来，不想继续躺着了，想起床活动活动，那么就是时候把有氧运动的时间增加到 30 分钟、40 分钟或 60 分钟，你也可以通过增加你的运动负重调整你的力量训练的强度，并将每次训练的持续时间增加到 30 分钟。即便你的肾上腺已经痊愈了，每周也要继续休息 2 天。当你感觉不错的时候，休息时可以做些柔和的瑜伽或者悠闲地散步 20 分钟。

与昼夜节律同步

你体内的每一个腺体在一天中都在按照自己的昼夜节律运行。我的意思是，有时它们比较活跃，有时它们也需要休息。这就是时间生物学的研究范畴。虽然这些节律在大多数时间里几乎不被注意到，但当肾上腺休息时，你不可能会对它视而不见。当肾上腺功能正常时，其在上午 8 时～晚上 8 时之间最为活跃，早上你会被激增的皮质醇唤醒，在中午皮质醇又会有一次激增。肾上腺的这种节律并不奇怪，它的活动和太阳的升落是同步的，所以你在白天最有精力，在太阳落山时精力逐渐减弱。

然而，在慢性压力下，你的肾上腺经常在一天中皮质醇水平理应正常下降的时段分泌皮质醇，你的身体会逐渐适应这种情况，随着时间的推移，皮质醇峰值会出现得越来越晚。我的一名患者告诉我，她出现肾上腺疲劳的最早迹象是她变成了"夜猫子"，如果不吃安眠药她就无法入睡。你还记得我之前提到过的那位肾上腺严重疲劳的首席执行官吗？她的大部分工作都是在晚上 10 时后的几个小时内完成的。她的肾上腺的工作情况与正常情况完全相反，以至于白天像僵尸一样浑浑噩噩度过，在理应睡觉的时候她却像打了鸡血一样突然振作了起来。因为皮质醇水平在她理应睡觉的时候反倒升高了。

自然舒缓压力

压力源分为内部压力源和外部压力源两种。内部压力源是那些破坏你身体正常、健康的运行模式，阻碍你享受女性健康管理方案益处的因素，如血糖管理不当、睡眠不足、缺乏运动，甚至是缺乏性高潮。外部压力源是那些发生在你身体之外，但对你的健康有真正的生理和心理影响的因素。在下面的表格中，我列出了一些最常见的内部压力源和外部压力源，以及如何将它们对身体的压力反应和整体健康造成的影响降到最低的建议。

		建议
内部压力源	低血糖	计划好一天的饮食。不要超过 3 个半小时不吃东西。出门时一定要带一些应急零食，如干果和坚果、无麸质燕麦棒或苹果等新鲜水果
	睡眠不规律	把用闹钟唤醒自己换成借由灯光逐渐唤醒自己，如果入睡困难，试着在睡前 2 小时服用洋甘菊或西番莲等草本食品，它们能对下丘脑-垂体-肾上腺轴起到放松的作用，帮助你的身心恢复平静
	缺乏运动或肌肉僵硬	不要把所有运动都留到健身房里做，要在全天中寻找各种运动的机会。例如，上班时定期小憩，在办公桌前伸展身体：站直，双手伸向天空，然后再弯腰，双手去触摸脚趾，如此重复几次；站起来，左右扭转躯干；午饭后绕着你的办公室走一圈或者如果可能的话，去户外快走，哪怕只有 5 分钟
	缺少有规律的性高潮	性高潮能为身体带来大量皮质醇，有助于缓解压力。在一周中抽出固定的时间享受性高潮。避免使用玩具，因为它跳过了一个关键的减压步骤——与性爱有关的身体组织充血。对于性欲减退的女性，可以试试适趣液，一种用于阴蒂的草药凝胶。涂抹后 30 分钟内，血流量会增加，有助于增加欲望和增强获得达到性高潮的能力
外部压力源	待支付的账单	创造一个让人感到愉快的仪式，如点燃一支蜡烛，放上你喜欢的音乐。采取一些措施让自己成为更好的理财者。访问旨在帮助女性通过预算、财务目标设定等来管理财务的专业理财网站，并通过咨询专家进一步帮助自己更好地管理财务
	通勤	下载冥想音乐。在你不得不忍受一些情况的时候，阅读你预先下载的一些电子书或听你预先下载的音乐可以使你感到更愉快。研究表明，听你喜欢的音乐会促进脑释放让你感觉良好的多巴胺，有助于缓解压力
	与让你产生压力的人相处	在和一个容易让你产生压力的人相处之前，先要设定一个目标，即不要把他或她所说的话当真。如果你总是在事后感到愤怒或受伤，要学着与那个人划清界限

与艾丽莎一对一时间

通过一些简单的计划，你会觉得是自己在掌控压力，而不是被压力控制。在前文中，我提供了一些有用的建议来帮助你练习控制压力。现在权力掌握在你手中。现在请在我提到的压力源中各选择一种你在一周内最有可能遇到的内部压力源和外部压力源。然后为每个压力源分别选择一个建议，并尝试将其付诸行动。如果那个建议很适合你，在有需要的时候可以继续使用它。如果你觉得另一个建议可能更适合你，那么也可以开始尝试另一个建议。你需要在实践中不断调整，学习如何最好地应对生活中出现的各种压力，以最大限度地减弱它们对内分泌系统的影响。请发挥你的创造力：如果你想出了应对这些压力的其他方法，那就把它们作为你面对压力时的首选。关键是要寻找机会让你的神经系统平静下来以便能终止压力循环，保护你的内分泌系统免受压力可能造成的潜在损害。

女性健康管理方案第 3 步——支持排毒系统

中国古代的御医肩负着检查皇帝早上排便情况的重任。这位御医的职责是根据皇帝的日常检查结果，制订皇帝的每日用膳计划和活动日程。这位御医遵循的是中医的逻辑——我们可以从自己的身体上观察到很多有关自己健康的信息。大便是我们整体健康状况的重要指标。更重要的是，这是我们唯一能每天检查以判断我们的健康走向的东西。在你的身体、精神和情绪出现症状之前，你不太可能知道你的血糖水平和肾上腺功能是否出现异常，然而，排毒系统堵塞的信号每天都真真切切地堆在你眼前（只要你不先冲走它！）。

患者第一次来到 FLO 生活中心时，我会让她们填写一份调查问卷，这样我就可以更多地了解她们以及她们正在经历的事情。其中一个问题是，你还经历了哪些与月经、生育、精力或性欲问题无关的其他症状。在这一栏中，许多女性会草草地写下湿疹、肠易激综合征、痤疮、便秘、腹泻或酒渣鼻等症状。这并不是一个为了难为别人而设定的问题，它可以揭示这样一个简单的现实：许多人没想过胃肠道或皮肤问题与激素有关。

但事实上它们确有关联。

当你的排毒通路被堵塞时，你的身体会无法排出毒素以及正常新陈代谢过程中自然累积的激素。现在，再加上血糖管理不当和肾上腺疲劳所引发的、在你体内累积的各种问题——它们会进一步削弱你的身体的自我清洁的能力，激素失衡的大门就正式向你敞开了。

排毒系统的 4 条通路

排便并不是身体排毒的唯一通路。事实上，人体有 4 条不同但相互关联的排毒通路。下面我们来分别了解每一条通路，看看如何判断它们是否发挥了最佳作用。

肝脏和大肠

你可以将肝脏和大肠看作是你体内的垃圾处理器，它们每天负责压缩和转移体积较大的东西，如被消化的食物、毒素、化学物质和激素代谢废物。你以前可能从来没有过多地想过你的肝脏有多重要，但看过下面的内容后，毫无疑问，你会用以一种全新的视角看待这个器官，并在每一天尽你所能地寻求各种方式来保护它。

肝脏的主要作用是通过两个阶段将脂溶性毒素（大多数毒素是

脂溶性的）转化为水溶性代谢废物，这样你的身体就可以通过汗液、尿液和大便将它们排出。这些毒素来源于你的饮食和周围环境中的化学物质，如杀虫剂、酒精、化妆品和清洁剂。肝脏还负责将你体内已经使用过并需要清除的激素代谢废物排出体外。激素是脂溶性的，这使得它们在体内停留的时间更长；如果是水溶性的，它们很快就会被身体排出，那样它们就没有机会完成任务了。一旦激素完成了任务，肝脏负责将其排出体外。

在排毒的第一阶段，肝脏利用你从食物中获取并储存在肝脏中的营养素，如谷胱甘肽、维生素 B 和维生素 C，将脂溶性毒素分解成多种成分。这种由毒素分解出的多种成分叫作自由基，它们的毒性比被肝脏分解前的毒素的毒性还要大。由于它们的毒性更大，第二阶段的排毒工作必须越快开始越好；目的是防止这些自由基在体内停留的时间太长而给身体造成损害。在第二阶段，肝脏中的硒和氨基酸（也是从你的饮食中获取并被储存起来的）会与这些自由基结合，使它们变得无害且可溶于水。

理想情况下，一种毒素被肝脏从脂溶性分子转化为水溶性分子后，就会进入胆囊，与胆汁混合，最后经由大肠被排出体外。完成这一过程需要具备的最后一个条件是保证大肠中有足够的膳食纤维，与毒素结合，确保毒素快速离开身体。

了解了肝脏的两个排毒阶段，以及知道大肠清除毒素需要足量膳食纤维之后，你就会明白，在饮食中摄入足够的微量营养素是多么重要。研究发现，仅靠补充谷胱甘肽、维生素 B、维生素 C、氨基酸或硒的补剂，并不能使排毒器官发挥最佳功能。当你以补剂的形式补充这些营养素时，它们的生物利用率较低；身体会更容易识别你从食物中自然获取的营养素。因此，摄入足量的营养素对排毒器官正常工作很重要。此外，营养素在这两个排毒阶段中的作用也很重要，因为如果你缺乏排毒过程第二阶段所需的营养素，你就有可能在更大程度上暴露于肝脏在第一阶段产生的毒性更大的毒素中。

如果你早上醒来后喝了一杯水，在大约 20 分钟内有排便的冲动，那么你的排毒过程顺利完成了。如果超过了这个时间，或者你必须靠一杯咖啡才能排便，那说明你便秘了（是的，即使你最终在那天晚些时候排便了）。便秘的原因同时也是时间生物学的事例：从下午 3 时到凌晨 3 时，你的肝脏会进入自我清洁模式。你一天中的第一次排便应该在你醒来后不久进行，因为肝脏在过去 12 个小时里一直努力清除昨天的废物。许多人没有意识到便秘不仅仅是一个简单的烦恼。大肠的内壁本质上是有渗透性的，这意味着物质可以通过肠黏膜进出。如果你的肝脏或大肠的排毒通路被堵塞，或者体内缺乏使它们有效发挥作用所需的营养素，那么有毒物质在你体内停留的时间就会过长，就会被重新吸收到你的血液中，并继续在全身循环。尽快清除所有毒素和激素代谢废物非常重要。如果你没有尽可能有效地代谢、分解和排出雌激素，过量的雌激素就会在血液中积累，导致月经、生育和性欲问题。

改善肝脏排毒功能的建议如下。

· 在饮食中增加有助于肝脏排毒的食物，包括含有优质蛋白质的食物（如果你是素食主义者，可使用氨基酸补剂）、富含谷胱甘肽的食物（如胡萝卜、西蓝花、牛油果、菠菜、苹果、芦笋）、富含硒的食物（如燕麦、巴西坚果、家禽、蛋类）和大量的香菜（香菜中含有芳樟醇，一种可清洁肝脏的化合物）。

改善大肠排毒功能的建议如下。

· 一定要摄入大量可溶性纤维，燕麦麸皮、大麦、坚果、种子、豆类（包括扁豆和豌豆）中都含有这种纤维。它们在你体内就像一把大扫帚一样对你的大肠进行清扫。

· 检查大便。理想情况下，它们应该呈中棕色，平滑卷曲，并可以在马桶里短暂地漂浮起来。

· 避免使用清肠补剂。它们是一种短期快速见效的补剂，会破坏你的肠道菌群，只缓解了表面症状而掩盖了需要解决的潜在激素问题。它们也会导致一些潜在危险，如可能会使你的肠壁破裂。

皮肤

皮肤是人体最大的器官，所以它自然也是最大的排毒器官。大肠和肝脏无法清除的任何废物都由它来处理。它竭尽所能地通过汗液排出废物。

你有没有注意到，当你感到有压力或心烦意乱时，腋下的汗液味道特别难闻？这其实是一个确凿无疑的信号，表明你的排毒通路堵塞了，你的皮肤正在试图排出其他器官无法清除的毒素。当你有排毒不畅的问题时，皮肤是最后一个出现症状的地方。如果你出现囊肿性痤疮、酒渣鼻或湿疹，这通常是其他排毒系统排毒不通畅的表现。如果你有这些皮肤问题，我的建议是尽可能避免使用外用皮肤药膏和其他治疗方法（大多数治疗方法只会使问题复杂化），同时践行我的 4 天排毒计划（从第 112 页开始），这将有助于疏通堵塞的肝脏和大肠的排毒通路。你的皮肤逐渐变得通透就说明你已经掌握了使排毒通路通畅的方法。

改善皮肤排毒功能的建议如下。

· 偶尔蒸桑拿和洗雪松浴,这可以有效地清洁皮肤(如果你处
于孕期或备孕期,以及有高血压或低血压,请避免使用上述
方法)。

· 淋浴时,水温冷热交替,这会使皮肤细胞收缩和扩张,迫使
液体和毒素从皮肤中排出。

· 每周用热搓澡巾或海盐擦洗几次去除角质,这可以去除死皮
细胞层,防止有毒废物的释放。

淋巴系统

淋巴系统是一个由部分器官、淋巴结、淋巴管组成的网络,负
责生产和运输淋巴液(一种由白细胞组成的液体)。淋巴系统是人
体免疫系统的主要组成部分。你可能不会像看待肝脏或皮肤那样,
自动将淋巴系统与排毒联系起来,但它的确在人体排毒过程中起着
巨大的作用。淋巴系统会将代谢废物、毒素、死亡的细胞和多余的
淋巴液从器官内清除出去,并将它们转运到血液中,最终转运到肝
脏和大肠中。但如果你的淋巴系统堵塞了,那么你体内负责将这些
废物转运到淋巴系统的器官也会堵塞。

当淋巴系统正常运行时,它会指挥白细胞"对付"细菌和其他
入侵者,帮助你抵御感染。但当淋巴系统堵塞时,它会产生相反的
作用:淋巴会吸引这些病毒和细菌并将它们输送到全身,让它们进
入血液中,使你面临更大的感染风险。有淋巴系统堵塞问题的人很
有可能也患有与炎症相关的疾病,如过敏和慢性鼻窦炎,并且可能
患上自身免疫性疾病,如类风湿性关节炎和红斑狼疮。

改善淋巴系统排毒功能的建议如下。

- 考虑在你的家里和办公室里放一个小蹦床，每天使用几次，每次几分钟。在蹦床上跳相当于对淋巴进行温和的按摩，这样淋巴液就可以通过淋巴结排出。
- 确保腋窝和腹股沟等淋巴结密集的关键区域远离毒素。确保你使用的所有产品（包括卫生巾）都是无味的。避免使用止汗剂。穿棉制内衣，不穿人工合成材料制成的内衣。尽量少穿塑形内衣，因为它可能会妨碍淋巴液从体内排出。

4 天重启女性健康密码系统

既然你已经了解了女性健康管理方案的前 3 个阶段，解决了血糖稳定性问题，并且一直在努力减少压力源，那么现在开始采用这种以食物为基础的温和的排毒方法就再合适不过了，它可以帮助你重启排毒通路，稳定血糖水平，减少内部压力，并重新调整你的内分泌系统以发挥最佳功能。

每天需要关注以下 4 个重点。

饮食计划：吃什么

聚焦消化系统：如何改善饮食体验

重获活力：开展一些有助于内化所学内容的活动

彻底扫除：让外部环境和身体同时迎新送旧

在排毒过程中保持体内水分充足非常重要。这有助于你的身体排出毒素，并会让你规律排便。饮水量应尽量比平时多，每天至少喝 8 杯水。如果你觉得喝完冷水后发冷或感到腹胀，请喝温水或热水。你也可以在水中加入少量柠檬，这同样有助于排毒。

非常重要的一件事

如果你像许多患有内分泌疾病的女性一样在为额外增加的 2 千克、4 千克、8 千克体重而挣扎。无论是你吃得更少，还是运动得更多，这些多余的体重就是丝毫不下降。这听起来是不是很熟悉？好吧，当你知道这源于生理原因时，你可能会松一口气，而当你发现有办法解决这个问题时，你会更松一口气。（你不用再执行疯狂的剥夺性饮食法或进行超高强度的魔鬼锻炼！）

问题的根源在于你的肝脏。正如我们所看到的，肝脏负责将脂溶性毒素转化为水溶性毒素，这样毒素就可以通过大肠、肝脏和皮肤排出体外。然而，当你有激素问题时，你的肝脏功能就会受损（通常是你的排毒通路被堵塞了）。这意味着你的肝脏不能像它之前正常时那样有效地工作，因此它清除毒素的速度赶不上毒素累积的速度。

你的身体通过将这些脂溶性毒素储存到其他地方来应对这个问题。你猜是哪里？答案是你的脂肪组织里。目前来说，这样做可以保护你的肝脏，因为肝脏里的毒素负荷被降至最低。然而，这导致减重变得更加困难。你的脂肪细胞不想释放这些毒素，因为你的身体知道这样做会使你的血液受到污染，使心脏、脑等器官的环境变得具有毒性。因此最终结果就是你的脂肪细胞带着这些毒素，而你的身体则带着这些脂肪细胞。

幸运的是，有一种方法可以让你的身体将这些极其顽固的脂肪燃烧掉：通过食物和补剂增加维生素 A、维生素 B、维生素 C、萝卜硫素和抗氧化剂谷胱甘肽的摄入量——这些都是肝脏有效排毒所需的营养素。帮助肝脏恢复正常功能，可以防止这些毒素的堆积，并阻止脂肪堆积在腰腹部。以下是能帮助你实现这一目标的方法。

- 多食用芸薹属蔬菜：卷心菜、花椰菜、西蓝花、抱子甘蓝和其他甘蓝类蔬菜。试着在每一天的每一餐中加入至少一种芸薹属蔬菜。还可以把它们添加到你常喝的果昔和果汁中。
- 多食用柠檬和柑橘。在水中加入新鲜的柠檬。然而，并不是所有的柑橘都有助于肝脏排毒——葡萄柚含有一种阻碍肝脏排毒的酶，所以在你努力使肝脏排毒功能恢复正常的过程中要避免食用它。
- 尽可能多地将香菜和莳萝种子加入食物中。用香料研磨机（或咖啡研磨机）将它们磨碎，在烘焙前抹在鸡肉、鱼肉或其他肉类上，也可以混入全谷物中食用，或将它们添加到自制沙拉酱中。

购物清单

在购物之前，可以列一个每日饮食计划，这样就可以购买相应种类和数量的食材。（下面列出的所有食材并非都是必买品。）

在开始排毒计划的前 1 ~ 2 天，准备以下食材。

- 青苹果
- 梨
- 牛油果
- 葡萄
- 柠檬

- 新鲜浆果（和其他你喜欢的水果，但不要准备甜瓜，因为它会导致体内水分潴留）

- 嫩叶菜

- 绿叶蔬菜（羽衣甘蓝、芥菜、菠菜、西洋菜、油菜）

- 番茄

- 胡萝卜

- 洋葱

- 小香葱

- 黄瓜

- 芹菜

- 樱桃小萝卜

- 球茎茴香

- 大蒜

- 欧芹

- 橄榄油

- 苹果醋

- 白肉鱼（银鳕鱼、罗非鱼、黑线鳕等）

- 三文鱼（最好是野生的）

- 豆类（白腰豆、小扁豆、鹰嘴豆等）

- 糙米（仅限长粒糙米，如普通长粒糙米、印度香糙米或泰国香糙米）

- 藜麦

- 荞麦

- 你最喜欢的花草茶和绿茶（如果想加甜味剂，可以用甜菊糖、

生龙舌兰花蜜或生蜂蜜——它们中的酶营养价值高）

· 亚麻籽粉

· 你最喜欢的坚果或坚果酱

· 膳食纤维补剂

· 小球藻片（不必备但强烈推荐）

· 绿色饮料——现榨蔬菜汁或用蔬菜粉冲调的饮品

你还要准备以下物品。

· 装食物的容器

· 日记本（使用一个新的日记本来记录这一时刻吧！）

· 洗澡时用的搓澡巾和干洗时用的毛巾

· 泻盐或盐制磨砂膏

· 一把锋利的刀和一个擦丝器

· 一块砧板

· 汤锅、平底锅和可焖饭的锅

准备日

准备食物

在开始排毒计划的前一天，花一点时间提前准备好食物是很重要的（尤其是对那些在排毒期间还需要正常工作的人来说）。这项准备工作将减少你在厨房里花费的时间，并且使事情变得简单易行。你一定要避免的一件事就是在结束了一天漫长的工作回到家后，发现冰箱里什么都没有。这种情况即使发生在平时也很让人心烦，更不要说发生在你执行排毒计划的日子里。建议先提前浏览整个饮食计划，然后从以下这些准备指南和食谱着手，开始实践。

前 3 天你需要准备好下列食物。

· 水果沙拉。这将是每天的早餐，可以提前将苹果切好，也可以到时候现做。

· 肝脏排毒拼盘。我用"肝脏排毒拼盘"而不是"沙拉"来强调这道菜，是因为这比仅仅含有蔬菜或水果的沙拉更丰富。这将作为你每天的午餐，可以按照下面的食谱提前做出一大份。如果把酱汁和蔬菜分开存放，并储存在密封容器里，它可保存 1 周。

· 主食。制作一大份糙米或藜麦。

· 富含蛋白质的食物。使用下面的鱼类或豆类食谱。在午餐时你可以吃鱼，如果你是素食主义者，可以只吃豆类。

· 一大锅汤。这将是你前 3 天的晚餐。可以从下面的快速蔬菜汤或绿豆蔬菜汤中选择一种。

· 蔬菜。从购物清单中任意选择一种，按照食谱制作或是把它们加在汤中。

心理准备

与自己的女性健康密码和谐同步时，将是你与自己的身体建立一种新的关系的机会！改变你的饮食意味着改变你脑中的化学成分，这将使你更容易在生活中的其他方面也做出改变。为此也需要多做我所说的改变生活方式的各种练习。它们是重启你的女性健康密码系统的重要组成部分。别偷懒，不要只做饮食方面的改变而忽略这一周中你的身体试图传达给你的改变生活方式的重要信息！让你和你的生活变得更美好就是这 3 天实践送给你的一份厚礼。

食谱

汤类

快速蔬菜汤

- 取一口汤锅，加入水，放入大蒜片、洋葱丝、芹菜丁、胡萝卜丁、欧芹碎和芜菁块。
- 加入任何你喜欢的绿色叶菜，如长叶莴苣、卷心菜和羽衣甘蓝。
- 小火炖 30 分钟左右，或者直至蔬菜变软后即可食用。

绿豆蔬菜汤

- 将 1 个洋葱切碎后放入加有橄榄油的锅中翻炒几分钟，然后加盐和黑胡椒调味。
- 加入适量胡萝卜碎，继续翻炒。
- 倒入约 1 升蔬菜高汤或水，煮至胡萝卜变软。
- 加入 2 个切成丁的绿色西葫芦、2 个切成丁的黄色西葫芦、1 罐去皮碎番茄块（或新鲜番茄碎）、1 袋冷冻的四季豆段，小火炖 30 分钟左右，或直至蔬菜变软。
- 取一口汤锅煮绿豆（参见第 110 页的食谱）。可用小扁豆代替绿豆。
- 蔬菜汤煮好后，把煮好的绿豆加到汤里即可。

肝脏排毒拼盘

水果沙拉（只适合早餐）

- 在下列水果中任选几种：青苹果、梨、蓝莓、覆盆子、草莓、葡萄，切碎并混合。
- 在水果上淋一些现挤的柠檬汁，撒上亚麻籽。

春季混合沙拉

- · 用擦丝器（或菜刀）将 6 ~ 7 个樱桃小萝卜、1 根黄瓜、几根芹菜和几根胡萝卜（或其他你喜欢的蔬菜）擦成丝（或切成片）。
- · 在碗中加入适量嫩叶菜和（或）芝麻菜和 1 罐洋蓟心（沥干并切片）。用橄榄油和苹果醋调味。

油菜沙拉

- · 将 6 个大油菜、1/2 个小洋葱、1 个青苹果切好并混合，再加入 1/2 杯芽菜（可选）混合。加入适量柠檬汁、盐和香菜。
- · 由于柠檬汁和盐的作用，蔬菜会变软，所以放的时间越久，菜就越入味！食用之前淋上橄榄油。

　注：1 杯 =250 毫升。

羽衣甘蓝沙拉

- · 将 1 把羽衣甘蓝切碎，1/2 个洋葱和 1 个球茎茴香切细丝，放入碗中。
- · 加入适量柠檬汁，撒上盐拌匀。静置几小时或一夜，直到菜叶变软（时间越长越好）。
- · 食用之前淋上橄榄油。

素炒菜

油焖长叶莴苣

- ·1/2 根小香葱切碎放入加有 1 汤匙橄榄油的大号平底锅中，炒出香味。
- · 将 1 个长叶莴苣切成小块，放入锅中，加入少量水，盖上锅盖焖 1 分钟，直至蔬菜变软即可。

注：1 汤匙 = 15 毫升。

油焖宽叶羽衣甘蓝

- 将 1/2 个洋葱和 1 个红甜椒切碎，放入加有 1 汤匙橄榄油的大号平底锅中，炒出香味。
- 将 1 个宽叶羽衣甘蓝去梗并撕成片，放入锅中翻炒。
- 加入盐、黑胡椒和肉豆蔻调味。
- 加入适量水，盖上锅盖，煮至蔬菜变软即可。

主食

基础糙米饭

- 用沥水篮淘洗 1 杯糙米。
- 在平底锅中加入 1 汤匙橄榄油和糙米，炒大约 5 分钟，直至糙米散发出坚果的香味。
- 将糙米放入可焖饭的锅中，再倒入 2 杯水，煮沸。
- 转至最小火，盖上密封性好的锅盖。
- 煮大约 45 分钟，或者直至所有的水都被吸收，糙米变软。

藜麦饭

- 用沥水篮淘洗 1 杯藜麦。
- 可焖饭的锅中加入藜麦和 2 杯水，煮沸。
- 转至最小火，盖上密封性好的锅盖。
- 煮 15 ~ 20 分钟，或者直至所有的水都被吸收，藜麦变软。

春季抓饭

- 取 1 杯糙米，做出糙米饭。把樱桃小萝卜切丝，把洋葱和西洋菜叶切碎。
- 把上面所有材料混合，加入糙米醋和橄榄油拌匀即可。

富含蛋白质的食物

活力小扁豆

· 将干的小扁豆、切碎的洋葱和切碎的裙带菜（或其他海产蔬菜）放入平底锅中。加入适量水，没过食材。煮沸，然后转至最小火焖煮，直到小扁豆变软。食用时用欧芹调味。

煮绿豆（绿豆的排毒效果非常好！）

· 你可以提前很久开始浸泡绿豆或者直接用沸水浸泡绿豆 15 分钟，然后沥干并冲洗。

· 在一口汤锅中加入水、绿豆和海带，三者的比例为 2∶1∶1。

· 水沸后盖上锅盖，用最小火煮至绿豆完全熟透。

注 吃豆子省时的方法——对于那些没有时间或不想煮豆子的人，我建议使用罐头豆子。尝试一些春季豆子，如白腰豆、黑眼豆、小扁豆和绿豆。只需要打开罐头，将豆子倒入沥水篮，冲洗即可。可直接食用，也可以加入香料和橄榄油，或用橄榄油简单翻炒。试着放入一些切碎的小香葱或洋葱来提味。

三文鱼和白肉鱼

我建议使用普通烤制、平底锅煎制或纸包料理法（用油纸把鱼包裹住然后烤制的法式烹饪方法，可以防止鱼肉变干）。

烤制：

· 在鱼片表面均匀地抹上橄榄油、柠檬汁和香料。

· 将鱼片放在一张锡纸上，放入烤箱中烤。

· 烤制时间依据鱼片的薄厚程度而有所不同。

煎制：

· 在平底锅中加入橄榄油。

- 放入鱼片，每面煎几分钟。
- 煎制时间依据鱼片的薄厚程度而有所不同。
- 食用时用柠檬汁和香料调味。

纸包料理法：

- 将烤箱（或吐司机小烤箱）预热至 210 ℃。
- 用一张油纸制作一个信封袋。
- 在油纸内壁抹一层薄油，然后把鱼片放进去。
- 加入柠檬汁、切好的蔬菜片和香料。
- 折好油纸，封上信封袋，然后用一张锡纸把信封包裹住。
- 放入烤箱，烤 6 ~ 10 分钟。
- 打开时要小心，会有蒸汽。

排毒助力食物

绿色饮料（搭配早餐或上午加餐食用）

- 将 3 ~ 6 根芹菜、1/2 根黄瓜、1/2 杯欧芹、1/2 个青苹果和 1 个带皮的小柠檬放入榨汁机中，榨汁。

免疫提升剂

- 将 1 根小白萝卜和（或）姜和（或）1 瓣生大蒜切碎或压碎。将它们加入沙拉、素炒菜或主食中一起食用。这些食物是抗菌剂和血液清洁剂——它们会使你的免疫系统功能得到真正的提升！

第 1 天：放松心情，渐入佳境

饮食计划

早餐和（或）上午加餐

- 1 杯水

- 纤维补剂

- 新鲜水果沙拉加柠檬汁（最多不超过 3/2 杯）和 1 汤匙亚麻籽粉

- 绿色饮料和（或）小球藻片

午餐

- 糙米饭、荞麦饭或藜麦饭，配 1 汤匙亚麻籽粉（最多不超过 1/2 杯）

- 富含蛋白质的食物：113 克三文鱼或白肉鱼或 1/3 杯豆子（如果你是素食主义者）

- 肝脏排毒拼盘（不限量）

下午加餐

如果你需要在下午 3 时或 4 时左右补充点食物，可以尝试以下任意一种或全部。

- 再吃一份午餐或晚餐

- 购物清单中的蔬菜或水果

- 水

- 热茶

注意：聆听你身体的声音。它是真的需要食物吗？或者它其实在渴望其他东西，但你通常用食物来让它保持安静。请务必仔细聆听。

晚餐

- 快速蔬菜汤（不限量）或绿豆蔬菜汤（最多 1 杯）

注意：如果你的汤里没有绿叶蔬菜，请一定要再搭配一份熟的绿叶蔬菜同食（不限量）。

聚焦消化系统

当你在安静的环境中进餐，且专注于所吃的食物时，你的身体会将更多的能量用于消化食物和吸收营养。在专注于所吃的食物时，你也可以更好地品尝食物的风味，提高进餐满足感，这样只需要吃比平时更少的食物就可以获得更好的进餐体验。

- 在办公室用餐时，尽量找一个安静的地方吃饭。尽量减少交谈、收发电子邮件和上网冲浪。认真吃饭，专心于你的呼吸和咀嚼（每口食物咀嚼 15 次）。
- 在用餐时，不要看电视。独自吃饭，或者提前告知你的伴侣或家人，在吃饭时你会吃得较慢，尽量不进行交流。

重获活力

今晚，花 10 分钟在日记中写下你的感受，思考一下这次排毒计划的目的是什么。你期待从这 4 天中获得什么？这是一次可以让你放飞思绪自由畅想的机会。不要让那些"务实"的想法阻碍你思考。在排毒结束时，什么事情会让你感到最兴奋？

彻底扫除

至少找出一样你可以从家里扔出去的东西，我不是说垃圾！自己囤积了多少物品，你心里一定也很清楚吧。我们生活的空间反映了我们体内的情况。好消息是，通过改变外部环境也可以改变我们的身体。所以，让我们开始吧！打开你的柜子，至少找出一件你去年没有使用过的物品——衣服、鞋子、运动器材或其他。把这些物品送到救济站或送给你的邻居，或者直接扔掉。为你生活中崭新的、令人兴奋的事情创造一些空间。生活是动态的，如果我们保留了太多旧的东西，新的东西就进不来。今晚之前就把那些东西扔进垃圾桶吧。不要拖延到明天，明天还会有新的任务！

洗澡前用一把干刷子干刷皮肤，从四肢朝心脏的方向干刷效果最好。干刷皮肤可以为你的排毒器官提供一种温和的按摩，刺激消化系统，同时有助于血液循环。

第 2 天：对自己温柔一些

你的进展如何？到目前为止，你可能会感到更轻松、更有活力，也可能会感到有一些头痛或其他不适。这两种反应都是正常的，目前采取的措施会确保你的血糖水平重新得到校准，肝脏得到滋养，身体可以排出有毒的雌激素。

饮食计划

早餐和（或）上午加餐

- · 1 杯水
- · 纤维补剂
- · 新鲜水果沙拉加柠檬汁（最多不超过 3/2 杯）和 1 汤匙亚麻籽粉
- · 绿色饮料和（或）小球藻片

午餐

- · 糙米饭、荞麦饭或藜麦饭，配 1 汤匙亚麻籽粉（最多不超过 1/2 杯）
- · 富含蛋白质的食物：113 克三文鱼或白肉鱼或 1/3 杯豆子（如果你是素食主义者）
- · 肝脏排毒拼盘（不限量）

下午加餐

　　如果你需要在下午 3 时或 4 时左右补充点食物，可以尝试以下任意一种或全部。

　　　　· 再吃一份午餐或晚餐

　　　　· 购物清单中的蔬菜或水果

　　　　· 水

　　　　· 热茶

　　注意：聆听你身体的声音。它是真的想要食物吗？或者它其实在渴望其他东西，但你通常用食物来让它保持安静。请务必仔细聆听。

晚餐

　　　　· 快速蔬菜汤（不限量）或者绿豆蔬菜汤（最多 1 杯）

　　注意：如果你的汤里没有绿叶蔬菜，请一定要再搭配一份熟的绿叶蔬菜同食（不限量）。

聚焦消化系统

　　在午餐时练习增加咀嚼次数，每口食物咀嚼 15 次，如果你练习得很好的话，可以增加至每口食物咀嚼 30 次。你会注意到，当你咀嚼的时间更长时，会有更多的唾液产生，这时你可以在不立即吞咽食物的情况下先吞下唾液。唾液是我们整个消化过程中非常重要的元素，以前我们经常匆匆吞下食物而跳过了刺激唾液的充分分泌这一环节，这会给我们的胃肠道增加负担。

　　由于你在第 1 天吃得比较清淡，现在正是留意吃完这些食物后你身体的感受的时候。注意一下清淡饮食后你的精神状态如何。

重获活力

重启自我护理。花些时间记录那些让你感觉是在进行自我护理的事情。我们大多数人都认为自我护理是奢侈的。其实不然，自我护理应该是通过日常小事表达我们对自己身体的理解和同情，这样的自我护理方式是可长期坚持的。为了获得启发，可以想想你母亲为你做过的事，或者你为自己的孩子做过的事，或者将来你想为自己的孩子做的事。想一想你可以做的事，并在下周的每一天坚持完成一件，看看你的感觉如何。

不要对这个任务置之不理。让它成为你与你的身体建立美好的、充满爱的协作互助关系的开始吧！

彻底扫除

你昨晚扔掉或捐赠了至少一件物品吗？如果你还没有做，请今天完成吧。再加一件你一直不舍得扔掉但其实完全用不到的东西。

话说回来，我们今晚真正的目标是厨房。请检查一下你的香料架、橱柜、冰箱或食品储藏间，扔掉所有含有味精、部分氢化油和已经过期的东西。冰箱或食品储藏间里的各种奇怪的调味品、腌料、酱料以及其他非食材物品都需要扔掉。

相反，你需要一些新鲜的食物！用优质海盐、黑胡椒粉、有机无辐射香草和香料（如孜然、姜黄、香菜和百里香）来代替扔掉的调味品、腌料和酱料。

如果可以的话，明天安排一次按摩或针灸来奖励自己。这些可以帮助你缓解你正在经历的任何由排毒引起的不适症状。

119

第 3 天：清除所有生物节律干扰因素

第 3 天的重点是清除环境压力和毒素。随着你体内女性健康密码系统的重启，你可能会更多地注意到现代生活有时会很艰难，以至于你的身体难以应对。留意一下你对所在居住地的生活节奏的感受。除了明显的"很有压力"之外，你还有什么感觉？你身体的感受是怎样的？其实你一直都处在快节奏的生活之中，但当你吃了过多垃圾食品或吃得太饱时，就不太容易感受到这些。学会识别你的身体面对环境压力时的反应是解决暴饮暴食和情绪化进食这两个问题的关键。不妨学着感受你的感受！

饮食计划

早餐和（或）上午加餐

- · 1 杯水
- · 纤维补剂
- · 新鲜水果沙拉加柠檬汁（最多不超过 3/2 杯）和 1 汤匙亚麻籽粉
- · 绿色饮料和（或）或小球藻片

午餐

- · 藜麦饭配 1 汤匙亚麻籽粉（最多不超过 3/4 杯）
- · 肝脏排毒拼盘（不限量）
- · 1/2 个牛油果

下午加餐

如果你需要在下午 3 时或 4 时左右补充点食物，可以尝试以下任意一种或全部。

- 再吃一份午餐或晚餐

- 购物清单中的蔬菜或水果

- 水

- 热茶

注意：聆听你身体的声音。它是真的想要食物吗？或者它其实在渴望其他东西，但你通常用食物来让它保持安静。请务必仔细聆听。

晚餐

- 快速蔬菜汤（不限量）或绿豆蔬菜汤（最多1杯）

注意：如果你的汤里没有绿叶蔬菜，请一定要再搭配一份熟的绿叶蔬菜同食（不限量）。

聚焦消化系统

今天你没有摄入任何动物蛋白质，所以请好好享受午餐时的每一口食物。坐下来后先观察一下食物，观察食物的颜色和质地。做一个深呼吸。当你有意识地增强对当下的觉察力时，你自然而然地会从每一口食物中得到更多。做一天素食主义者的感觉如何？注意当你进食量减少时身体的感觉。对食物有渴望和感到饥饿都是正常的，不要每次都放纵自己的食欲。另外，你今天的情绪怎么样？

适度运动

经历女性健康密码系统重启时，感到疲劳是正常的。此外，你便秘可能仅仅是因为摄入的食物量变少。你能做的最好的事情就是保证体内有充足的水分，减少本周的运动量。尽量多休息，进行低强度的运动以避免精疲力竭的情况发生。例如，每天散步30分钟，而不是高强度的有氧训练。当你完成重启后，再进行高强度的运动。

如果你感觉特别乏力，但仍需要打起精神参加一个重要的约会或会议，可以服用维生素 B_{12} 补剂来增加能量。

重获活力

今晚你不用做很多事。

花些时间记录生活中对你来说很重要的事情。然后列出那些在你与之交往时能给予你能量的人，那些当你应对生活中的压力时能够支持你的人，以及那些在你想成为最好的自己时会支持你的人。想一想，在尽量少花钱甚至不花钱的情况下，你能为列出的每个人做些什么来让他们知道他们对你有多重要。请尽情发挥你的想象力吧！

请不要对这个任务置之不理。让它成为使你的生活变得更充实的开始。明天我们将继续讨论能使生活更丰富的事情。

彻底扫除

现在你的食品储藏间看起来怎么样？你收拾出了多少垃圾？是不是很惊人？

现在你要去清理浴室和卫生间了！

你用来清洁浴室和房间的产品（清洁剂）对你的健康来说是潜在的压力源。新的科学研究表明，在清洁剂中发现的许多化学物质都具有生物累积性和剧毒性，这意味着它们一旦进入你的身体，就会留在你的身体系统中，导致自由基损伤增加，从而使你更容易患上自身免疫性疾病和癌症。

准备好扔掉这些东西了吗？

收拾出你家里的漂白剂、漂白粉、洗洁精、玻璃清洁剂、清洁湿纸巾、空气清新剂、马桶清洁剂和含滑石粉的婴儿爽身粉等。把它们通通扔掉。

那我该用什么做清洁呢？不用担心，我列出了一份同样有效且安全的清洁剂清单。

· 橙子精油多用途清洁剂。可以用作洗洁精、洗衣液、马桶清洁剂和镜子清洁剂使用。它的成分自然，效果也很棒。

· 用天然清洁粉或泡打粉代替洗洁精或漂白粉。

· 用过氧化氢代替玻璃清洁剂。

· 用白醋代替漂白剂（它可以有效清洗瓷砖上的油脂）。

改用这些安全的清洁剂可以减轻肝脏的负担，有助于全年保护你的身体。

第 4 天：让身体成为创造最好生活的工具

第 4 天的重点是明确你的目标。现在，你的排毒计划帮助你获得了更稳定的情绪和更清晰的思维，所以利用这个特殊的时间为你新的一年设定一些目标。不妨现在闭上眼睛开始冥想！选择两件你现在没有却想要拥有的东西。它们可以是物品、经历、来自他人的支持、关于自己的积极信念、新的行为等。想象一下这些事情或经历的全部细节，然后准确地描述一下它们将如何改变你的生活，以及当你拥有它们时你的感受。尽可能详细一些。请想象一下，它们现在就已经存在于你的生活中。感受那种你已经拥有了你想要的东西的感觉。当出现任何自我质疑或怀疑的感觉时，不要理会。深呼吸，在你的身体里创造出你已经拥有了你想要的东西的感觉。保持这种感觉 16 秒。你现在正在把你的身体和思想调试到这些东西已经融入你的生活里的状态。通过创造内在体验来感受已经拥有某物或成为某种样子，你就建立起了潜意识中的自信，追求和实现你的目标的过程将会少一些自我折磨，变得更轻松。

昨天素食日的感觉怎么样？

你是否少做运动多休息了呢？

饮食计划

早餐和（或）上午加餐

- 1 杯水
- 纤维补剂
- 新鲜水果沙拉加柠檬汁（最多不超过 3/2 杯）和 1 汤匙亚麻籽粉
- 绿色饮料和（或）小球藻片

午餐

- 糙米饭、荞麦饭或藜麦饭，配 1 汤匙亚麻籽粉（最多不超过 1/2 杯）
- 富含蛋白质的食物：113 克白肉鱼或 1/3 杯豆子（如果你是素食主义者）
- 肝脏排毒拼盘（不限量）

下午加餐

如果你需要在下午 3 时或 4 时左右补充点食物，可以尝试以下任意一种或全部。

- 再吃一份午餐或晚餐
- 购物清单中的蔬菜或水果
- 水
- 热茶

注意：聆听你身体的声音。它是真的想要食物吗？或者它其实在渴望其他东西，但你通常用食物来让它保持安静。请务必仔细聆听。

晚餐

- 1/3 杯藜麦饭
- 用2汤匙特级初榨橄榄油将绿叶蔬菜（不限量），如羽衣甘蓝、芥菜、芜菁叶、菠菜等炒熟或将蔬菜煮熟后淋上 2 汤匙特级初榨橄榄油

聚焦消化系统

你的咀嚼练习做得怎么样？吃慢些。吃饭时记得深呼吸几次。注意摄入蛋白质时身体的感觉。注意身体是否有沉重的感觉，你可能会发现，实际上你需要的蛋白质并没有那么多。

重获活力

我想先给你讲一则关于跳跃的蟋蟀的寓言。一个小孩把抓到的一只蟋蟀放在空玻璃罐里，并拧上了盖子。蟋蟀跳起来，一头撞在盖子上。它又跳了一次，又撞到了头。它再一次又跳了起来还是撞到了头，它意识到自己无法冲破这个盖子了。从那时起，蟋蟀每次只跳到罐子一半的高度，再也不会把它的头撞到盖子上。小孩对自己一时兴起的游戏感到抱歉，于是打开了罐子盖，鼓励蟋蟀跳出来。但是蟋蟀就是跳不出来了。它只会跳到罐子一半的高度。因为盖子的高度永远刻在了它的脑海里。

请打开你现实生活的瓶盖吧！如果你有远大的梦想，设定目标并实现梦想之后你的生活会是什么样子？

今晚花点时间想想你希望你的生活在明年这个时候是什么样子的。你的梦想是什么？你的希望是什么？在接下来的 12 个月里，对你来说最不可思议、最特别的事情是什么？不要让梦想被现实束缚住。想象一下你可以跳得很高，在高处俯视瓶盖。

拿出你的旧杂志和手工用品制作一个代表你未来的梦想和愿景的梦想板。剪下所有关于你今年想实现的目标的图片。你想要一份好工作、一个梦想中的家、挚爱的朋友和家人、某件特别的物品吗？剪下那些能代表你生活中真正想要和需要的东西的图片。（可以使用你的旧杂志——但别忘了把用过的旧杂志扔掉！）用胶水和美术纸制作一幅拼贴画，然后贴在冰箱上。每天看看这幅拼贴画，让这些图像刺激你脑部的网状激活系统，相信你的愿景正在向你走来。

此外，列出一些如何实现这些梦想的切实可行的、积极进取的步骤。另外，想一想，你需要谁的支持，你最大的障碍是什么，你害怕的是什么。

宇宙万物如此丰富。一切都在等着你的探索。

彻底扫除

在清理自己的生活环境方面你已经做得很好了。现在我们要来关注你的体内环境。我们一直通过一些方法来减少肝脏的压力源，但别忘了你的肠道健康也很重要，因为肝脏释放出的毒素和残留物都要通过肠道排出体外。

你应该在早上不喝咖啡或茶的情况下排便，而不是等到下午。如果不是在早上排便的话，那说明你体内储存的食物已经超过一天之久了。

如果你有便秘的倾向，请增加你的饮水量，睡醒后先喝

250 ～ 500 毫升水，促进肠蠕动；试试纤维饮料——纤维饮料含有磨碎的亚麻籽和燕麦麸皮，还含有益生菌，它们都有助于帮助维持健康的肠道菌群水平。

庆祝的时刻！

你送给自己的礼物实在太棒了——你应该庆祝一下你完成了对健康的承诺！今晚，用泻盐泡个澡，别忘了加入你最喜欢的精油。皮肤是人体最大的排毒器官，蒸汽有助于打开毛孔，盐分有助于排出体内的毒素和杂质。泡澡既舒适又能帮你完成一周的排毒工作。如果你不能泡澡，那就在洗脸池里注满热水并加一点泻盐。将干净的毛巾浸入热水中后拧干，用来擦洗未沾湿的皮肤，全身都要擦洗。

通过 4 天排毒计划重启女性健康密码系统后应该吃些什么？赶快翻到下一章去看看吧！

第5章 从恶性循环
到良性循环

我一直要求你在恢复健康的路上多关爱你的内分泌系统，实际上我是在引导你采用一种全新的视角看待自己的健康。出于种种原因（包括前面提到的各种生物节律干扰因素），我们中的许多人习惯以静态视角看待对我们的身体状况，以至于我们认为，如果我们的身体每天都表现出同样的水平，那我们就达到了健康、有活力和成功的状态。

然而我发现，静态地看待身体其实是违背人体自然本性的；生活中的一切、身体内的一切，以及周围世界的一切，都是以周期性循环的方式运行的——如从四季更替到月亮升落，从月经周期到激素分泌等。期望自己明天早上醒来时的感觉和今天一模一样，这是对身体运行方式的误解。在修复你与身体的关系时，你能做得最具影响力的事情就是打开你的眼界，用一种崭新的、周期性的方式来理解你的身体。深刻理解这个动态循环这一概念可以让你在生活中进入一种相对理想的状态。这是因为若是静态地看待身体，你会期望自己的身体每一天都处于最佳状态，当身体做不到时，你会持续地被一种被身体背叛的感觉包围。改变你的视角，这种情况就不会再发生了。

　　为什么视角的改变如此重要呢？因为你对自己身体的看法决定了你会为它做出什么样的选择。如果你愿意随激素的周期变化而变化，你就会对身体发出的信号及时做出反应。你的内分泌系统一直在用一种可被你观察到的方式发出信号，如果你能重视这些信号，它将引导你走向一种更高效的生活。

　　当你听从内分泌系统的指导时，实现你的健康目标将成为可能。当你能按照激素的周期变化规律安排生活时，你会在某天感觉精疲力竭时选择轻松地散步 30 分钟，而不是强迫自己参加一个会让自己汗流浃背的高强度有氧训练课。（如果你勉强自己去上了那节课，由于拖着疲劳的身体，你的运动表现会无法达到你期望的水平，你会因此充满挫败感并感到疲惫不堪，但如果你选择舒缓的散步，就不会发生这种情况了。）除了根据身体发出的信号调整运动之外，你还可以选择能够给予身体支持的食物，而不是继续消耗体内剩余的能量。如果你能认识到事情注定是不断变化的，那么你的敏感性和协调性则会随之增加。有了这种认知后，你就肩负起了按照激素的周期变化规律来调整你的日常饮食、运动、睡眠和情绪的责任。

　　在自愈的过程中，我发现听从我的内分泌系统的指导不仅让我有机会拥有健康，也让我有机会在生活中的其他领域达到最佳状态。虽然我的大脑希望我的身体里有一个能控制我生活中所有变量的系统，但我的身体却一直在抱怨说这不符合身体的自然本性。那身体的自然本性是什么？就是依据月经周期的规律来安排自己的生活、处理各种事项、分出任务的主次。我知道这样做有利于我的健康；它不会让我以牺牲我的身体为代价来规划我的生活，而是让我能够以一种促使我的身体生机焕发的方式来规划生活。

当我放弃对自己健康的静态视角时，我也放弃了对我的职业、人际关系和各项日常事务的静态视角。毕竟，这些东西同样不会日复一日地保持不变。简而言之，思维方式的转变让我的想法更加开阔。与通常所认为的日复一日地在生活中各个方面取得相同的结果就等于成功的看法不同，我认为生活中的每个方面都有一个自然的起伏规律。我意识到，如果我能遵循变化规律来安排我的生活，我就能在有更少的身心压力下完成更多的事情，并获得更大的轻松、更多的快乐及更从容的心态。对我来说，这是成功的终极定义。这也是为什么我想要为女性研发一个工具，以消除她们所有关于激素健康的猜测，以及为什么我建立了 FLO 生活中心和在线咨询平台。

女性健康管理方案第 4 步——与月经周期同步

优秀的运动员和健身爱好者都知道，交叉训练是在避免受伤的同时优化身体表现的关键。无论你是跑步爱好者、自行车爱好者还是游泳爱好者，在每周中抽几天中穿插进行其他活动可以确保每个肌肉群都得到充分的锻炼和休息。这正是我建议女性在与自己的月经周期同步时需要做的事情，这也是女性健康管理方案的第 4 步。与月经周期同步，是把身体作为工具的理念的体现，我把它看作是一种具体化的时间管理手段，即遵循你的激素变化规律来调整日常行为，从而让自己表现得更好，处理事务更得心应手。这样做还能继续消除你的激素紊乱症状，并防止其他症状的发生。

为了更好地了解如何与月经周期同步，首先要知晓在月经周期的 4 个阶段里体内发生了什么。我们一起来看看吧。

有 5 种激素共同调控月经周期,分别是雌激素、孕酮、卵泡刺激素、黄体生成素和睾酮。这 5 种激素的浓度在整个月经周期中会发生 4 次变化。基于此,月经周期被分成 4 个不同的阶段——卵泡期、排卵期、黄体期和月经期,具体处于哪个阶段取决于这些激素的浓度比例。从生殖角度来看,这些激素不同的浓度比例不仅决定了你体内发生的事情,还决定了你处于这 4 个阶段中时的身体状况和情感感受。

在向我的患者解释这些内容之前,我通常会问她们是否知道月经周期的 4 个阶段是什么,她们通常回答说自己可以识别出 2 个阶段:经前期综合征阶段和出血阶段。你知道吗?她们其实离真相并不遥远。这些回答至少说明了即使你没有意识到自己在某个特定时刻处于月经周期的哪个阶段,但你知道身体每周都会发生不同的变化。在本章后面的内容中,当你进一步了解了如何在你的生活和月经周期方面进行交叉训练时,你就能够注意到你身体每周的微妙变化,并更深入地了解你的激素是如何在身体和情感层面上发挥周期性作用的。

你可能想知道,相同的交叉训练方法是如何适用于每一位女性的,无论她面对的是月经量过多、不孕、卵巢囊肿还是其他任何激素紊乱导致的症状。答案是在我们从功能性的角度出发并选择与内分泌系统合作时,它确实是一个适合大众的解决方案。毕竟,我们所有人的内分泌系统的功能在本质上是相同的,因此尽管最终结果可能会因你所经历的症状不同而有所不同,但的确是每个人都可以利用可预测的激素周期变化来修复自己的身体状况,并预防将来出现的激素问题。女性健康管理方案的第 4 步——与月经周期同步,是我那么多患者都能如此迅速地改善健康状况、保持健康并创造她们所热爱的生活的原因。

月经周期的 4 个阶段

女性应依据月经周期的 4 个阶段的特点安排自己的生活。下面，我将向你展示你的激素在每个阶段的变化。我将让你了解你的激素和身体状况，并告诉你每个阶段的最佳食物、生活方式和运动选择。过去这些年我一直在用这些知识帮助患者，我发现只要做到在每个阶段都有意识地思考自己的脑和身体此时应该做什么，平均来说，只需要大约 3 个月的时间，就可以自然而然地让你的生活与你的月经周期同步。

第 1 阶段：卵泡期（持续时间：7 ~ 10 天）

· 激素重点。下丘脑向垂体发出信号，命令它向卵巢发送卵泡刺激素，告诉卵巢准备释放卵子。卵泡开始生长发育。雌激素增加，使子宫内膜增厚，从而使其能够允许受精卵着床。

· 身体重点。在这个阶段，身体精力会增加，有时你会感到焦虑。最初几乎没有阴道分泌物，然后阴道分泌物会开始增加——呈黄色或白色的黏性质地。

· 生活方式重点。富有创造力的和新的开端是这个阶段的特征。现在是时候把你的精力投入到工作和家庭中最有挑战性的项目中去了。你可以与同事进行头脑风暴会议，或者把最具挑战性的任务留到本周来完成，因为此时你的脑更有创造力，这使得你更容易解决问题。在卵泡期，你的体力也处于最高点。在情感上，你会感到外向、乐观、充满活力。当你安排这个月的社交活动时，对于本周内的社交邀请请欣然接受吧，此时的你精力最充沛，适合外出活动。这也是计划去看一场新的展览或体验一支新的乐队的理想时间，因为这个阶段的你更愿意尝试新体验，且新体验给你的刺激也最大。

· 食物重点。新鲜、色彩丰富、清淡的食物会让你在这一阶段感觉精力更加充沛，因为此时你体内的所有激素都处于最低水平。你的身体也可以耐受植物雌激素含量较高的食物，因为此时你体内的雌激素刚刚开始增加，雌激素的水平还不是很高。可以试试泡菜、大量蔬菜、瘦肉、发芽的豆子和种子，以及能量密集的能持续供能的谷物。食物的烹饪方式也很重要，在卵泡期适合选择蒸或快炒等用油少的烹饪方式。此外，我列出的所有适合卵泡期的食物（参见第 142 页）都有利于下一阶段的排卵。例如，牛油果可以帮助你从卵泡期过渡到排卵期以及促进宫颈黏液的产生。

· 运动重点。尝试一些新的运动项目，例如，你一直想在健身房尝试的尊巴或塑形瑜伽课程。在每个月的这个时候，把你的脑和身体置于一种全新的刺激的环境中，对你来说是一件很轻松和自然的事情。在此阶段，在脑中也更容易形成新的神经连接，这意味着此时走出舒适区迎接挑战是一件水到渠成的事；此外，你如果想在此阶段尝试一项新的活动，会比在月经周期的其他阶段都更有可能坚持下去。你在本阶段也有更多的精力去完成那些更具挑战性的运动项目。

第 2 阶段：排卵期（持续时间：3 ~ 4 天）

· 激素重点。卵泡刺激素水平急剧升高，随后同样由于垂体分泌的黄体生成素水平也在升高，这会刺激一个卵泡进一步发育并破裂，将卵子释放到其中一根输卵管中；随后卵子会进入子宫。雌激素水平会持续升高，这会进一步使子宫内膜增厚，并促进子宫内免疫系统细胞的生长。在排卵期前后，睾酮水平会先迅速大幅度上升，然后再下降。

· **身体重点**。在受孕高峰期那几天，阴道分泌物增多，多为透明、可拉丝的。过了受孕高峰期之后，阴道分泌物就会变少。在排卵期间，你可能会感到盆腔疼痛、精力激增或精疲力竭，同时还可能感到食欲增加或头痛。

· **生活方式重点**。与外界保持联系是这一阶段的核心。这个阶段适合与伴侣、母亲或老板进行重要对话。如果可能的话，试着把这些对话安排到排卵期，因为此时你的沟通技巧有所提高，你可以更清楚地表达自己的想法和观点，也更容易接受他人的想法和观点。如果你打算要求加薪，那就在你的排卵期提出吧。排卵期也是第一次约会的理想时间，因为你那提高了的沟通技巧会让你更有吸引力。由于你此时处于生育能力最旺盛的阶段，所以在排卵期，你很可能会把额外的精力放在寻找和保持自己的最佳状态上，以在无意识中吸引伴侣（有研究也表明了这一点）。

· **食物重点**。由于雌激素水平的上升，此阶段你拥有充沛的精力，情绪也很稳定，故而可以少摄入一些碳水化合物，建议选择较清淡的谷物，如玉米和藜麦。注意：你要确保你的身体能够有效地代谢和消除多余的雌激素，所以要多吃蔬菜（蔬菜中的膳食纤维有助于排毒）和水果（高水平的抗氧化剂谷胱甘肽可以支持肝脏排毒的第 1 阶段）。我列出适合排卵期的食物（参见第 142 页）的主要作用是促进卵巢血管健康和抗氧化功能，这样你就可以制造出最健康的卵子。此外，这些食物还可以抑制由雌激素水平过高引起的不适症状，如痤疮和腹胀。继续使用健康少油的烹饪方式（如蒸），或者在适当的时候可以考虑生食。

· 运动重点。在选择这个阶段的最佳活动时，请记住两个选项：高强度训练和团体课程。此时你的能量达到了最高水平，所以你可以进行更剧烈的运动，如举重、肌肉超等长收缩训练和跑步。由于在这几天与他人的交流和联系让人感觉很棒，所以建议考虑和朋友或同事一起跑步、游泳、跳舞或参加动感单车课程。

第 3 阶段：黄体期（持续时间：10 ~ 14 天）

· 激素重点。黄体是排卵之后剩下的卵泡残骸形成的。黄体形成后，会在卵巢内生长，促使卵巢分泌孕酮。孕酮水平的升高会向身体发出保持子宫内膜的完整的信号。同时它还向垂体发出停止释放卵泡刺激素和黄体生成素的信号，确保每个周期中只有一个卵子被释放到子宫中。此阶段，雌激素水平继续上升。在此阶段接近尾声时，如果卵子尚未受精，黄体就会被吸收，孕酮的分泌很快就会停止，从而引发月经。此阶段结束时睾酮的分泌会增加。

· 身体重点。体力开始下降，在此阶段结束时，可能会出现经前症状，如腹胀、易怒、头痛、情绪波动和格外渴望某种食物。

- 生活方式重点。意识、注意力和舒适感是此阶段的关键词。随着黄体被重新吸收，你的能量开始变得柔和并向内转化。你会注意到，你会有"筑巢"的愿望，黄体期是处理家务的理想时间，无论是整理鞋柜、衣服大清洗，还是去超市进行一次大型采购，都适合在此阶段进行。在这一阶段，雌激素和孕酮的特定比例会让你注意到你以前没有注意过的事物。因此，你的脑开始优先考虑管理一些需要关注细节的事情（你可能整个月都忽视了这些事情），这可能会让你产生彻底打扫住所、核对网上银行账单，或者一次性准备出一周的饭菜的冲动。你还会觉得内心层面的安定也很重要，你可能会特别注意自我护理，如奢侈地享受一次长时间的泡澡，或者悠闲地看一本书或一场电影放松一下。试着在黄体期减少社交活动，这样你就可以避免不必要的疲惫。

- 食物重点。我列出的适合黄体期的食物富含维生素 B、钙、镁和膳食纤维。这种组合可以从不同方面优化你在黄体期的状态。首先，食用这些食物可以避免因摄入大量维生素 B（以促进孕酮的生成）而出现的对甜食的渴望。其次，在这一阶段，水分潴留对女性来说是个大问题，绿叶蔬菜中的钙镁化合物对于缓解水分潴留至关重要。最后，足量的膳食纤维将帮助你的肝脏和大肠更有效地排出雌激素，减弱雌激素对你的影响。注意：在黄体期的后半段，雌激素水平的下降会让你感到烦躁易怒，建议食用一些健康、天然的糖，这有助于缓解症状。最佳的方法之一是烘烤一些蔬菜来吃，水分的蒸发会使蔬菜中的糖分更加浓缩，使蔬菜吃起来更甜。此外，我还建议要确保摄入足够的复合碳水化合物以稳定脑中的血清素和多巴胺水平，这可帮助防止情绪波动。

· 运动重点。在黄体期的前半段，你的能量水平可能仍然很高，所以可以继续进行你在排卵期间所进行的较剧烈的运动。在此阶段的最后 5 天里，则要切换为散步、普拉提、禅柔训练和流瑜伽等运动强度较低的运动。在此阶段尾声，你可能会有点无精打采，身体水分潴留更加明显，所以可以选择阻力较小的运动（如使用椭圆机）。别担心，你仍然会锻炼到肌肉（但不会对身体造成太大冲击）。

第 4 阶段：月经期（持续时间：3 ~ 7 天）

· 激素重点。随着黄体的消失，孕酮的分泌也会减少，这会触发子宫内膜脱落，即月经期。雌激素的分泌会先升至顶峰然后再下降，刺激下丘脑为下一个排卵周期做准备。

· 身体重点。褐色分泌物和红色经血相继出现是这一阶段的特征。你还可能出现盆腔疼痛、腰痛、疲劳和格外渴望某种食物。有时，当雌激素峰值过去后，你可能会有种放松和如释重负的感觉。

· 生活方式重点。自我分析和复盘调整是现阶段的重点。在月经期，左右大脑半球之间的交流比任何时候都要密切。这使你能够明智地评估自己在生活中的表现，如果有需要，此时开始复盘和调整方向，让自己重新回到可以实现你的目标的正确的方向上。在月经期，由于左右大脑半球之间的交流更密切，所以你的直觉更敏锐。要注意倾听这些微妙的信息在向你传递什么，尤其是如果每个月的这个时候你都会产生同样的想法、担忧或恐惧。许多女性发现，在月经期写日记，可以让自己更深入地了解自己的直觉要告诉自己什么（尤其是在练习如何与月经周期同步的初期）；也有助于探寻这些月复一月出现的想法背后的原因，促使自己采取特定的行动。当许多女性得知在月经期感到不安和不满是完全正常的时候，她们会感到释然。与其让这些想法扰乱你的心境，不如利用这个阶段的感受来确定你生活中哪些方面需要你投入更多的关注。这些信息在这个阶段对你来说是最清晰无误的。然后在你月经周期的其他几周，利用每个阶段的特征，以不同方式解决这些问题。

· 食物重点。在月经期，你的身体会经历一个剧烈的变化过程——子宫内膜脱落，所以要把食物重点放在增加营养上。我列出的适合月经期的食物包括低血糖指数的食物和富含水分的水果和蔬菜。海鲜和海产蔬菜也有助于弥补月经期间流失的铁和锌等矿物质。我列出的适合月经期的食物不仅有助于补血，对肾脏也有很好的修复作用——非常适合出血时食用。可以选择你最得心应手的烹饪方式。（提示：在一年中的大部分时间，汤和炖菜都是不错的选择。）

· 运动重点。休息是任何运动计划的重要组成部分，这样你的身体才能得到修复。在月经期的早期，特别是第一或第二天，也就是你的出血量最大时，可以安排休息或瑜伽。在此阶段，花点时间做做伸展运动和散步。当进入出血末期并逐渐过渡到卵泡期时，根据你的身体感受开始增加运动量。

认识经血：解读你的月经期

月经期中不同的经血变化可以很好地帮助你了解雌激素和孕酮水平的变化，并衡量你的激素的平衡情况。暂停使用卫生棉条，改为使用卫生巾，这样你就可以观察到你的经血质量。

褐色分泌物。如果月经开始后的一天或几天出现了褐色分泌物，这是由于孕酮水平较低而导致经血阻滞的迹象。当孕酮水平较低时，你可能会遇到月经没有按时来的情况，尽管你可能会按时排卵，但你的黄体期延长了。补充圣洁莓对这种症状非常有效。

暗红色或黑色血块。血块可大可小，这是孕酮水平较低、雌激素水平升高和子宫淤血的另一个迹象。当归是一种可以减少淤血的极好的草药，也可以通过子宫按摩或针灸来帮助消除可能阻碍血液循环的粘连。

出血过多。每个小时都要更换新的卫生巾。你感觉自己好像正在流血一样。这可能是子宫肌瘤或息肉的症状，一定要去咨询妇科医生并进行检查。要重视膳食纤维的摄入，这有助于改善雌激素代谢情况，减少子宫在月经期间受到的刺激。多食用甜菜来弥补流失的血液，同时补充维生素 B_{12} 来预防潜在的贫血。

短暂出血。你是否因为月经期只持续一两天而感觉良好？这表明雌激素和孕酮水平都极低，可能是由于缺乏关键的营养素和肾上腺功能衰竭所致。请摄入多种维生素，补充 ω-3 脂肪酸，为身体提供激素分泌所需的关键营养。

> 非常频繁地出血。你是否一个月来 2 次月经或者一个
> 月一直处于月经期? 这通常是因为甲状腺反应迟钝。最好
> 去医院检查一下甲状腺水平,了解一下你的身体情况。补
> 充支持甲状腺功能的补剂是一个很好的开始,因为其含有
> 甲状腺正常工作所必需的碘和 L- 酪氨酸。

用食物促进你与你的月经周期同步

我的食物建议基于 3 个原则: 食物能量、给身体以微量营养素
支持和促进雌激素代谢。

首先是食物能量。不同的食物会给人体带来不同的能量体验。
这个观点乍一看似乎"不知所云",但实际上还是相当容易理解的。
你吃烤鸡的感觉和吃菠菜的感觉是截然不同的,不是吗? 这就是因
为食物在你体内传递的能量不同。我在每个阶段所推荐的食物都与
你所经历的能量变化和 (或) 你在每个阶段达到最佳状态所需要的
能量支持一致。

其次是给身体以微量营养素支持。简单地说,每个阶段列出的
食物都能为人体提供维持那个阶段体内激素比例所需的营养素。你
在月经周期的不同阶段有不同的微量营养素需求,我列出的食物会
为每个阶段提供相应的微量营养素。

最后是促进雌激素代谢。你已经知道了雌激素水平在不同阶段
是不同的。而且,正如你在前面章节中所了解到的,大多数激素导
致的疾病都是血液中雌激素水平过高造成的。因此,每个阶段所列

出的食物都是为了让雌激素能够顺利通过你的排毒器官代谢出去并确保给予你的肝脏足够的支持，以尽可能高效地代谢雌激素，分解毒素。

你可能会有疑问，是否需要在全部的时间里100%地按照这些原则进食，才能成功地完成交叉训练。答案是否定的。当你去超市的时候，可以带上食物列表，这样你就可以尽可能地提前准备适合你当前阶段的食物。只要这类食物占你每周摄入的所有食物的大部分就没有问题，另一小部分食物可以是列表中适合其他阶段的食物（取决于你当时的感觉和所处的季节），因为这些都是能够支持内分泌系统的健康的食物。如果外面现在正处于38℃的高温，你不想在黄体期吃那些口味重的烘烤食物，那么你可以换一种让自己感觉更愉快的方式烹饪推荐的食材。因此，请先从列表中选择食物，再尽你所能地用它们制作出你的三餐。考虑到这需要你在购物、烹饪和饮食方式上做出重大调整，在饮食方面进行交叉训练可能需要坚持一段时间才能变成你、你的身体和你的味蕾的第二天性。

与月经周期同步训练的原理

一个完整的月经周期包含4种不同的激素分泌模式。在整个月经周期中，你体内的激素比例每一周都会发生变化，进而改变你脑内的化学物质。你体内的神经化学物质每一天都会发生变化，所以为什么你要日复一日地吃着同样的食物、做同样的事情和进行同样的运动呢？这样做显然是不合理的！只有根据身体的周期变化来调整饮食、行为和运动时，才会使你的健康有所改善，使你的自我力量有所提升。不能与月经周期同步的一成不变的生活则无法带来这些改变。月经周期的4种激素分泌模式分别在月

经周期的不同阶段赋予了你不同的能力。与月经周期同步
意味着你可以根据当时的生理情况做出适合你的、有利于
你身体健康的选择。包括下面这些方面。

- 选择能够为月经周期的每个阶段提供所需营养的食物。
- 在尊重身体现状的基础上，根据月经周期中 4 个
  阶段的特点选择能最大化提高身体素质的运动。
  如果你的月经周期因为多囊卵巢综合征等问题而
  紊乱，我的女性健康管理方案中的这一步对你也
  会有所帮助，因为它有助于调节你的月经周期；
  如果你处于月经周期变得越来越难预测的围绝经
  期过渡期间，它也可以帮助你建立稳定感；甚至
  度过更年期后也可以使用这一步的方法，让你的
  身体继续周期性地运行。做过子宫切除或单侧卵
  巢切除的女性甚至可以利用这个周期同步训练计
  划重新拥有规律的月经周期。
- 利用体内的激素分泌周期变化的这一特点选择目
  标和活动——从清理衣橱到要求加薪，把你的注
  意力和精力放在此时最擅长的事情上面。

适合月经周期的食物

	卵泡期	排卵期	黄体期	月经期
谷物	大麦 燕麦 黑麦 小麦	苋菜籽 玉米 藜麦	糙米 小米	荞麦 野米

续表

	卵泡期	排卵期	黄体期	月经期
蔬菜	朝鲜蓟 西蓝花 胡萝卜 生菜：比布生菜、波士顿生菜、长叶莴苣 欧芹 四季豆 食用大黄 绿色西葫芦	芦笋 青椒、红甜椒 抱子甘蓝 君荙菜（又叫作牛皮菜、甜菜） 菊苣 细香葱 茄子 苦苣 茅菜 秋葵 大葱 菠菜 番茄	卷心菜 花椰菜 芹菜 宽叶羽衣甘蓝 黄瓜 白萝卜 蒜 姜 韭葱 芥菜 洋葱 欧洲萝卜 南瓜 樱桃小萝卜 红薯 西洋菜	甜菜 牛蒡 掌状红皮藻 羊栖菜 羽衣甘蓝 海带 菌类：口蘑、香菇 裙带菜 荸荠
水果及干果	牛油果 西柚 柠檬 青柠 橙子 李子 石榴 酸樱桃	杏 哈密瓜 椰子 无花果 番石榴 柿子 覆盆子 草莓	苹果 椰枣 桃子 梨 葡萄干	黑莓 蓝莓 康科德葡萄 蔓越莓 西瓜
豆类	黑眼豆 绿色小扁豆 利马豆 绿豆 豌豆	红色小扁豆	鹰嘴豆 大北方豆 海军豆	红小豆 黑大豆 黑眉豆

续表

	卵泡期	排卵期	黄体期	月经期
坚果	巴西坚果 腰果	杏仁 碧根果 开心果	山核桃 松子 普通核桃	栗子
肉类及蛋类	鸡肉 鸡蛋	羊肉	牛肉 火鸡肉	鸭肉 猪肉
水产品	淡水蚌 软壳蟹 鳟鱼	三文鱼 虾	鳕鱼 比目鱼	鲶鱼 蛤蜊 螃蟹 龙虾 贻贝 章鱼 牡蛎 沙丁鱼 扇贝 鱿鱼
其他	坚果酱 橄榄 酸黄瓜 泡菜 醋 酒（酒精浓度适度）	巧克力 咖啡 番茄酱 姜黄	薄荷 胡椒薄荷 螺旋藻	番茶 低咖啡因咖啡 味噌 盐 溜酱油

下面是一些如何运用这些食材来制作一日三餐的建议。你可以在一餐中只选择一种食材，也可以选择多种食材混合使用。要相信你的身体会告诉你什么是你需要的，请发挥你的想象力，利用这些有食疗作用的食材创造你自己的烹饪方式。放心这些食材绝对不会伤害到你！

关于大豆的注意事项

你可能已经注意到我很少提到大豆制品，这是有原因的。根据我的经验，那些有性欲低问题和患有多囊卵巢综合征、卵巢囊肿、不孕症等因雌激素占主导而出现疾病的女性，不适合将大豆制品作为饮食的重要组成部分。我们往往倾向于过量食用那些被吹捧为健康食品的食物。根据亚洲人的传统饮食习惯，每天食用发酵大豆不超过 2 茶匙已被证明对健康有益，但超过这个量就会导致问题。大豆制品含有高水平的植物雌激素，其会模拟人体内的天然雌激素，如果你的身体正在努力分解你体内已经存在的雌激素，身体已经不堪重负，那么增加额外的雌激素就可能会使你的症状恶化。

虽然食用少量的大豆，尤其是经过发酵制成的大豆制品（如纳豆、天贝、酱油和味噌）对女性的健康益处已得到充分证明，但食用大量未经过发酵制成的大豆制品和经过深度加工的大豆制品（豆腐、大豆汉堡、豆奶、大豆冰激凌、大豆蛋白粉）可能会带来两大问题。首先，如果它们由转基因大豆制成，它们可能会干扰内分泌系统，并影响女性和男性的生育能力（有研究表明）。其次，由于它们中含有大量的致甲状腺肿大物质和金雀异黄酮，可以拮抗甲状腺激素，从而抑制甲状腺功能。如果你是素食主义者，其实还有其他不干扰内分泌系统的含有蛋白质的食材可以选择，如种子、小扁豆，以及用大米、豌豆制成的各种蛋白粉。蛋奶素食者除了上述食材外，还可选择鸡蛋。

卵泡期的参考食谱

早餐

- 蛋白质奶昔（使用大米蛋白粉）搭配牛油果、亚麻籽和肉桂粉
- 燕麦片搭配腰果、枸杞和肉桂粉

午餐

- 水煮鸡胸肉搭配欧芹及西蓝花、四季豆和胡萝卜杂炒
- 小扁豆沙拉搭配切块的朝鲜蓟芯

晚餐

- 煎蛋搭配炒绿色西葫芦
- 长叶莴苣搭配抱子甘蓝、牛油果切片和绿豆

排卵期的参考食谱

早餐

- 蛋白质奶昔（使用大米蛋白粉）搭配无花果和椰子
- 藜麦片搭配南瓜籽、枸杞和浆果

午餐

- 藜麦沙拉搭配切碎的绿叶蔬菜和杏仁
- 添加姜黄粉的红色小扁豆咖喱搭配炒甜菜

晚餐

- 水煮三文鱼搭配芦笋
- 菊苣和菠菜沙拉搭配烤虾

黄体期的参考食谱

早餐

· 蛋白质奶昔（使用大米蛋白粉）搭配椰枣和薄荷

· 蒸红薯片搭配烤普通核桃

午餐

· 鹰嘴豆炒洋葱和花椰菜

· 糙米饭搭配洋葱、胡萝卜、芹菜和白萝卜杂炒（出锅后）撒上葵花籽

晚餐

· 韭葱烤比目鱼

· 火鸡鸡胸肉搭配炒卷心菜和青苹果

月经期的参考食谱

早餐

· 蛋白质奶昔（使用大米蛋白粉）搭配深色浆果

· 荞麦粥搭配葵花籽和羊栖菜

午餐

· 味噌汤搭配糙米寿司卷和海带沙拉

· 烤黑米面包搭配沙丁鱼和羽衣甘蓝

晚餐

· 甜菜沙拉搭配清蒸羽衣甘蓝，同时搭配荸荠、羊栖菜和香菇杂炒

· 番茄炖贻贝、鱿鱼、扇贝

成功故事：艾米莉·博汉农，23 岁

症状：月经周期不规律、痛经

在搬到纽约大约 1 年后，我开始每个月来 2 次月经，有时一次月经会持续 14 天。我每次都要承受难以忍耐的痛经，我的情绪非常不稳定，我的皮肤更是前所未有的糟糕。我还经常在性生活时出血。这让我对自己的健康状况非常担忧。我咨询了几位医生，他们都给出了相同的回答——我不知道该怎么办。在朋友帮我联系到 FLO 生活中心前，我感到迷茫、沮丧和恐惧。

我和艾丽莎的合作简直一个奇迹。在接受第一次治疗后，我开始感觉好一些了，并开始与我的身体建立新的对话。艾丽莎是一位睿智且富有同情心的倾听者，每次治疗结束后，我都感觉自己沉浸在充满爱和被治愈的能量中。她向我介绍了新的、美味的食物和很有效的补剂，帮助我的身体恢复自然平衡。我们还讨论了我的工作和人际关系对我健康的影响。然而，最重要的是，她带给我真正的心灵平静，对于身体传递给我的信息我不再随意评判并感到羞耻。艾丽莎为我创造了一个安全的空间，温柔地引导我学会拥抱和滋养我的女性能量。整个治疗结束时，我觉得自己很性感、活力四射并非常健康，我对自己的性生活和身体比以往任何时候都要满意。

践行过艾丽莎的女性健康管理方案后，我现在每个月都可以不借助药物就有一次正常的月经。我不再经历痛经或情绪波动，我学会了如何在生活中设定健康的界限以

降低压力水平。我的皮肤清透又细腻，我很享受用新鲜的
食物滋养自己的过程（当然，偶尔也会吃纸杯蛋糕）。

践行艾丽莎的女性健康管理方案是我为我的健康做
过的最好的事情。

与月经周期同步和运动

你是否曾经想去上瑜伽课但最后却说服自己去慢跑，因为跑步
会燃烧更多的卡路里？这种情况下再去跑步，要比你从一开始就直
接穿上运动鞋去跑困难至少十倍。与月经周期同步不仅意味着在选
择食物时要尊重你的激素变化；还意味着当你进行各种运动时，也
要学会倾听自己的身体。在月经周期的前半段（卵泡期和排卵期）
你的精力很充沛。在这段时间进行跑步、跆拳道、举重和动感单车
课等高强度和具有挑战性的运动会让你感觉更轻松。但在月经周期
的后半段（黄体期和月经期），你的能量水平会变得内敛。在这段
时间你可以报名参加瑜伽或普拉提课程、在椭圆机上匀速运动一段
时间，或者做一些其他低强度的有氧运动（如散步或骑自行车）。
你可能会发现，在月经周期的前半段，由于你的焦躁不安，你无法
静下心来完成一节瑜伽课程，但瑜伽课程却正是你的身体在月经周
期的后半段渴望的。从内分泌的角度来看，倾听自己的身体并坚持
遵循自己的激素变化规律比仅仅因为流行趋势而去做你认为应该做
的事情要聪明得多。选择符合你现阶段激素分泌情况的运动能让你
获得更多。此外，因为你的身体更适合在特定的时间进行特定的

活动，所以选择符合激素分泌情况的运动的话，你将更不容易发生肌肉酸痛和受伤。

在转换看问题的视角的过程中，我希望你能对自己多一些理解和包容。如果你过去一直认为你的情感在整个周期中不应该有任何波动，并且经常强迫自己做某些运动，那么你可能需要在心理和身体上都做出一些调整，才能做到从与月经周期同步的新视角来看待运动。这会对你的身体包括你的激素产生很大的益处。上文中，我告诉了你不同的月经周期的分别适合什么类型的运动，将这些运动整合在一起就形成了一个非常全面的计划，你将根据身体在每周中的不同要求，以不同的方式全面挑战你的身体。在 30 天的时间里，你将在适合的时间里进行力量训练、有氧运动、灵活性训练和休息。这样可以避免受伤，还可以预防因在错误的时间选择错误的活动而产生的内部压力——这种压力最终会破坏内分泌系统的平衡。

实现与月经周期同步的敲门砖

特别令人感到欣慰和满意的是，如果听从你的激素对你的引导，你将以一种和谐、愉快的方式做每件事。你会从各种各样的活动中受益，你的身体健康、生育能力、情感健康都不会受到损害。我曾说过，交叉训练不是一夜之间就能完成的。这么说可能会让你在初期听闻时有些却步，但不要担心。这是一段你将经历的持续的旅程，你会从感觉最自然、最愉悦的事情开始做起，随后你将越来越熟练地做出最有利于你的激素健康的选择。

以下内容是在练习与月经周期同步时，你会体验到的几个不同阶段，可以按照自己的节奏慢慢过渡到下一阶段。

阶段 1：观察和熟悉。在此阶段要实时观察自己，并注意激素波动情况。只要注意到身体发出的不同信号，就能准确地知道自己处于月经周期的哪个阶段。

阶段 2：实践和适应。选择符合自己所处阶段的食物，并将一些生活方式建议和运动建议付诸实践。随着时间的推移，你会越来越多地选择属于每个特定阶段的食物、运动和生活方式指南，因为在每个周期中运用它们开始变得更轻松、更自然。

阶段 3：掌握。在此阶段，与月经周期同步会发展成为你的第二天性。这时你已经形成了一种观念——我现在处于月经周期的这个阶段，为了保持激素的和谐，我必须做这些事情。你能够预见生活中可能会威胁到你激素平衡的事情，然后想办法把它们可能带来的潜在影响降到最低。（你将在第 6 章中了解到有关如何做到这一点的更多信息。）

当你与你的月经周期同步时，你就会更健康，享受更多样化的饮食，更有效地管理体内的雌激素水平，并能更加安全地运动。当你不需要一次性完成所有工作时，你反而能完成更多的工作。这种新的生活方式的本质是呵护你的月经周期、生育能力和性欲，并帮助你消除与这三个方面有关的症状。

围绕我的月经周期规划我的生活？没开玩笑吧？

如果你怀疑是否真的有可能根据你的月经周期规划你的生活，那么请你相信我，我知道你的这个想法从何而来。让你认同这一重大生活方式改变的关键是要让你意识到，我并不是要求你从一种非黑即白的视角（即身体是静态的）转向另一种视角（身体以一种循环的方式工作，无论生活中发生什么事，你都必须让身体严格遵守这一循环规律）。理解身体的循环规律意味着更灵活地随时调整身体的状态。

在生活中践行交叉训练开始可能几乎让人不知所措；回归忽视激素的生活方式似乎更容易。但是，正如你已经知道的，你的激素不会忽视你。如果你选择了回归忽视激素的生活方式，你的激素会发出响亮又明确的信号，让你知道它们被忽视了。第一次练习在生活中践行交叉训练的关键是熟记前文中根据月经周期不同阶段的特点给出的生活方式、饮食和体育运动这三个方面的建议，并结合你的具体情况进行选择。所以，也许在第一个月，你只需要在冰箱和食品储藏间里准备好适合每个阶段的食物，并且在绝大部分时间里能够根据你的周期特点吃掉这些食物就足够了。在接下来的一个月你可以把运动计划加入你的生活中。在那之后的一个月，你可以每周都规划一些适合当前阶段的运动。没有必要一次采纳所有的建议。相反，关注你的生活，看看交叉训练的哪个部分对你来说做起来最自然、最愉快，然后就先从那里开始，持续积累经验。这也会增加你在合适的时间以合适的方式与他人，如同事、伴侣或孩子互动的可能性。

重建与身体的关系

我从来没有想过月经周期会成为我生命中的圣杯。我起初会研究它纯粹是为了治愈我的身体。但我从我的经历和与我共事的那些掌握了与月经周期同步的技巧的女性身上发现，遵循月经周期的规律让女性获得的不止是一个更健康、更有生育能力、更有活力的身体。能做到遵循自己的激素规律的女性生活效率更高，策略性更强。这些女性最终会充分完成自我实现，在自己的生活和社区中成为领导者和变革的推动者。

但是你要做的改变不仅仅是简单地按照我的方案来决定自己要吃什么、要做什么，以及在月经周期的 4 个阶段应如何生活。为了使整个计划成功并真正缓解你的不适，你决定做出的改变必须成为你每月实践中不费吹灰之力就可完成的；这就要求你与身体之间的关系必须从根本上发生转变。让我们面对现实吧！许多女性根本不在乎自己的身体状况，她们希望自己的身体能照顾自己。然而，由于她们忽视了自己的女性健康密码，所以出现了激素紊乱的问题，这使得她们最终选择了我的方案。我想强调一点，与你的月经周期同步并不会阻碍你事业的成功，反而会支持你走向成功，因为做到与月经周期同步之后，你的精神和身体都有能力支持你更有智慧、更高效地工作。

在养成了与自己的月经周期同步的习惯几年后，我开始更加深刻地感受到它是如何与我的身体完美契合的，不仅与我身体的自然节奏很契合，与我的脑的功能也很契合。我了解到，女性脑的功能整体上比男性脑更全面。也就是说，女性左右大脑半球之间的对话更丰富。因此，女性可以同时处理多个数据，女性更擅长同时处理生活中的多个问题。男性脑则以一种更具二元性的方式运行。男性要么是右脑为主导，要么是左脑为主导。这就是为什么男性似乎更倾向以一种线性的方式生活，而女性则更倾向一种不断整合信息的生活。

事实上，这种整合信息的过程可能看起来很复杂，会使人应接不暇，所以当我发现与月经周期同步意味着我可以利用我的激素和脑功能，拥有难以置信的工作能力和效率时，我备受鼓舞。之所以会有这种感觉，是因为这意味着我仍然可以继续处理多项任务——当然不是像现在，试图一次性完成所有的任务，而是在一个月内完成所有的任务。我可以在月经周期的不同阶段完成不同的任务——换言之，根据我所处的阶段特点处理最顺手的任务，而不是与激素作斗争。

我的目的不是告诉你月经周期有多酷，让你为此感到惊讶不已，也不是为了告诉你当你尊重你的每一个独特的激素阶段时，你能获益多少。从参加我的女性健康管理方案的女性身上我感受到的是，她们一直把自己束缚在自己的身体很虚弱、脆弱、失控、凌乱的信念中，然而事实并非如此。如果你想长期践行我的方案，我希望你能做出新的承诺——承诺与你的激素合作，而不是与其对抗，并利用它们实现最佳的健康和幸福。

使用口服避孕药时与月经周期同步的方法

如果你正在服用口服避孕药，你还能与你的月经周期同步吗？答案是肯定的。但你的方式会和不服用避孕药的女性略有不同。这是因为激素避孕法影响了你月经周期的 4 个阶段。具体来说，你没有卵泡期，也没有排卵期。

当你服用避孕药时，合成激素会以生化方式欺骗下丘脑、垂体和卵巢，让它们认为你怀孕了。因此，你没有那些未服用避孕药的女性所具有的大部分身体信号，如宫颈黏液的变化。但这并不意味着你不能做到与你的月经周期循环同步。事实上，无论如何，我建议的那些事值得尝试；吃种类丰富的食物、在一个月内做各种各样的运动，做出明智的、灵活性的生活方式选择，都会让你收获颇多。

以下方法可以帮助你做到与月经周期同步。

· 在日历上标出月经结束的最后一天。

· 将月经结束后的第一天作为卵泡期的第一天。连续 7 天遵循卵泡期指南。

· 卵泡期结束后的第一天作为排卵期的第一天。连续 4 天遵循排卵期指南。

· 排卵期结束后的第一天作为黄体期的第一天。连续 12 天遵循黄体期指南。

· 黄体期结束后的第一天作为月经期的第一天。连续 5 天遵循月经期指南。

· 从卵泡期开始新的一轮周期。

我希望你能注意到与月经周期同步带来的巨大的回报，即使并不是所有的相关激素都发生了变化。然后，让我们来设想一下，如果你能在每个月经周期内抓住每一个让自己变得更好的机会，那你的身体将会变成什么样子。这时，如果愿意的话，你可以和你的医生商量一下是否可以停止服用避孕药，并开始以更全面的方式实现与月经周期同步的目标。

与艾丽莎一对一时间

　　既然你已经了解了这种全新的生活方式，我希望你能看到与月经周期同步可以为你创造出什么，并因此而感到兴奋。坐下来，让我们一起绘制出你的第一个与月经周期同步的日历。先确定你现在处在月经周期的哪个阶段，并划分出 4 个阶段。根据你现在了解到的关于每个阶段的最佳饮食、运动和生活方式的所有信息，开始实施女性健康管理方案的前 4 个步骤吧。你将为你的身体建立一个最健康的激素环境，让你的月经周期更有规律；此外，你将保持最佳的生育能力，你的性欲也会更旺盛！

第 6 章　生活总有意外
——灵活应对的生存策略

此时，你应该已经顺利完成了女性健康管理方案的前 4 个步骤。在第 4 个步骤中，我们的目标是让你与你的月经周期同步，经过上一章内容的学习，你已经完成了第 4 个步骤中的前 2 个阶段——观察和熟悉、实践和适应，现在你正在向第 3 个也是最后一个阶段——掌握迈进。在这个阶段，你将能够顺应月经周期的变化规律，以尊重你的激素为前提，熟练地应对生活中发生的变化。

为了更深刻地理解这个阶段，请记住两点。一是你的任务就是要在生活中时刻思考如何利用你的激素周期变化在你的生活中进行交叉训练——如何在月经周期的每个阶段为你的身体提供所需的营养，如何在尊重你的身体现状的基础上运动，如何以尊重你的内分泌系统为前提规划你的生活。二是为了更深入地掌握激素的周期变化规律，你要学会倾听你的内分泌系统与你进行的各种对话——具体来说，它们会通过让你出现各种症状来与你沟通；这些对话将帮助你了解你的身体每天的状态。从这些信息中，你就可以判断出自己的方向是否正确，是否应该继续做正在做的事情，或者判断出是什么导致了你现有的症状，并确定在饮食、运动和(或)生活方式方面需要做出哪些调整。

　　这两个关键方面——与月经周期同步和定期检查内分泌系统发出的信号构成了我所说的动态公式。这是女性健康密码和女性生物节律的结合。与月经周期同步有助于你每周根据不同的阶段特点做出选择。而定期检查内分泌系统的信号的影响则会渗透到你的日常生活中，帮助你为自己的身体做出最佳选择。当你每天都使用这个动态公式时，你就会朝着成为自己的健康教练的方向前进。这样一来，你不仅可以防止那些症状的全面复发，还可以预防未来的激素分泌紊乱，因为你每天都在管理自己的激素健康。作为你自己的健康教练，你的使命是持续不断地管理你的动态公式，以保持你的激素处于平衡状态。

　　最重要的是，以基于生物节律的生活方式生活意味着你要积极参与到你的生活中。归根结底，这一切都是为了帮助你的激素达到平衡，这样你就可以更充分地参与生活。但是，如何能在做到这一点的同时，又不会在面对满大街的星巴克时有一种被剥夺感？怎么能在欣然接受朋友聚会邀请的同时，而不让你的整个内分泌系统紊乱？

　　在这一章中，我将为大家解决这些问题，首先，从如何使用动态公式以最大限度地提高每日的激素健康水平开始。其次，我还将向你展示在短期内接触内分泌干扰因素（如少吃了一顿饭、摄入了高糖食物、晚上出去喝酒等）后，如何让你的内分泌系统立即回到正轨。虽然我希望你能尽最大努力避免这些事情，但我也希望你拥有一些必要的技能以阻止内分泌干扰因素引发潜在的激素失调（如果你偏离日常生活轨道的话）。最后，我将为你提供必要的工具，帮助你应对一年中那些不可避免的情况或事务，如假期、工作繁忙的时期、派对和家庭聚会，尽量减少它们对你健康的短期和长期影响。

158

激素信号的暗示

我曾多次提到，内分泌系统的状况是可预测的。当事情进展顺利时，它以可预测的方式运行，当事情出错时，它以可预测的方式崩溃。这就是为什么在治疗激素问题时相同的功能性方法对每位女性都有效，无论她们的症状如何。

但为什么内分泌系统的状况能被预测呢？这要归功于大自然母亲。内分泌系统进化为有能力使我们的身体在任何一种可预见的环境中都保持稳态。简单地说，无论面临什么环境，即无论我们是身在北极、沙漠或有空调的公寓，无论我们的食物是充足还是短缺，甚至无论我们是否面临巨大的压力，内分泌系统都会努力让我们的身体保持正常运转。更重要的是，我们的内分泌系统具有很强的适应性，为的是始终保护我们的生殖系统的功能，从而保护我们物种的生存。你能想象如果我们每个人的生殖过程都不一样会是什么样子吗？那样人类就不可能一代一代地延续下去。由于我们所有人的内分泌系统都以相同的方式运行，所以每位女性体内的生殖过程都相同。

鉴于这种可预测性，当身体某个部位出现问题时，我们的内分泌系统会向我们发送某种固定的信号。当你的血糖水平过低时，你会出现感觉迟钝、暴躁和头痛，这一点就像地心引力一样可预测。能够注意到这些线索，找出引发它们的原因，并做出适当的调整，就做到了动态公式的第二个因素的要求。在这段旅程中，当你完成了我的女性健康管理方案的前4个步骤时，你就与自己的身体建立了更牢固的关系，比以往任何时候都能更加清晰地意识到这些信号。但我想帮你省去猜测的时间，我会帮助你确定究竟是内分泌系统的哪一部分（血糖、肾上腺、排毒系统或生殖器官）正在发出危险信号然后，你就可以将本章后面将要学习到的技能运用到实践中，解决你现在正在面临的问题。

让我们依次看看内分泌系统各部分所发出的危险信号。

血糖调控系统

高血糖。过度活跃、紧张不安、头晕、焦虑。

低血糖。头痛、颤抖、出虚汗、易怒、疲劳。

压力调节系统

肾上腺过度疲劳。注意力不集中、体力和耐力下降、低血糖症状、起床困难、醒来后有宿醉感、失眠、抑郁、焦虑、性欲低、易走神、记忆力下降、免疫力降低。

排毒系统

如果排毒系统的道路被堵塞，通常会按照下面列出的排毒器官的顺序出现相关症状。换句话说，如果你的皮肤有排毒不畅通的迹象，那么说明排在皮肤之前的其他器官也有排毒不畅的问题；因此，要确保你同样采取了正确的解决方法来帮助其他排毒通路，这样才能解决你的皮肤问题。相反，如果你出现了与大肠相关的症状，但你没有去处理这些症状，随着时间的推移，与肝脏、淋巴、皮肤相关的症状也会相继出现。

大肠。便秘、腹泻、肠易激综合征、腹胀。

肝脏。食物敏感、进食大量食物或饮酒后右胸腔下方疼痛（锐痛或钝痛）、大量出汗、体味难闻（尤其是腋窝和脚部）。

淋巴和皮肤。痤疮（囊肿、白头、黑头）、酒渣鼻、湿疹、头皮屑过多、油性头皮、体味难闻。

生殖系统

激素失衡。如果在月经周期的不同阶段你的身体信号与第 5 章中所描述的不一致，表明你的雌激素和孕酮水平不平衡。

记住，任何基于激素问题的生殖系统的不良症状，如肌瘤、子宫内膜异位症、多囊卵巢综合征和月经量过多、痛经、闭经都可能源于上述问题。幸运的是，无论问题最初起源于何处，我的女性健康管理方案都能帮你解决这些症状。

你的健康：终极实验

我的患者向我反馈她们经常会碰到下面这种情形，即她们对"违反方案"充满内疚感，想向我坦白自己违反了方案，但又担心让我失望。当她们最终承认她们没有像自己期望的那样保持在正轨上，并将罪恶感从她们的心中释放出来时，她们通常会对我的回答感到惊讶，因为我通常会说："太棒了！"并且我马上想知道她们观察到了什么症状，是什么事件触发了这种脱轨，以及脱轨给她们带来了什么样的感觉。就我而言，这些情况恰恰都是对如何与身体合作的研究。当你以基于生物节律的生活方式生活时，你会开始注意到许多事情，其中之一就是，你吃得越干净，你从生活中清除的生物节律干扰因素越多，当你再次遇到这些障碍时，你就越能意识到你的身体中发生了什么。还记得第 2 章中提到的 4 种生物节律干扰因素吗？当你偏离了轨道，抵挡不住生物节律干扰因素的诱惑时，令人不快的结果更加坚定了为什么你起初要选择这个方案，并让你更有动力在每一天、每一餐做出健康的决定。基于生物节律的生活方式并不是一种关于你必须做什么的应试考试。相反，这是你想要做的事情，因为你在与你的身体合作，尽可能地让自己感觉最好。简单地说，让自己感觉良好会成为你生活中一种全新的投资，值得你倾力为之。

成功消除生物节律干扰因素对身体的影响的一个关键是，至少在最开始遇到生物节律干扰因素时，可以与它们保持紧密地沟通。要注意到它们是什么以及它们带给你的感觉。你在身体、心理和情感上经历了什么变化？在你知道什么是女性健康密码之前，你可能偶尔会感到身体肿胀、胀气、昏昏欲睡，但不知道为什么会出现这些情况。现在你可能会注意到，在餐馆吃了一顿油腻的饭菜后，这些症状就会出现。因为你现在具备了把你吃进去的食物和你不久后出现的肠胃问题联系起来的意识和能力，你可以利用这些知识在下次外出吃饭时做出更好的选择。

最近的科学研究表明，专注于你的短期和长期健康目标（如消除浮肿、为怀孕做好准备或抵御疾病）可以更容易地抑制渴望和抵制诱惑。在《美国国家科学院院刊》上发表的一项研究中，研究人员发现，那些在渴望某种食物的同时专注于自己健康目标的参与者，其前额皮质（大脑中负责理性、决策的部分）会变得活跃。当前额皮质被激活时，它会对奖赏系统起到类似刹车的作用（奖赏系统也是我们脑的一部分，它会引导我们去做一些可以让自己感觉良好的事情，哪怕这些事对我们的健康不利），因为前额皮质与脑中的奖赏系统不能同时被激活。结果是参与者对食物的渴望降低了。与锻炼肌肉一样，在面对诱惑时，你越专注于自己的健康目标，你的前额皮质就会越快投入行动，因此你就越容易抵制诱惑。从心理层面来说，在过去的多年间，我在我自己和我的患者身上观察到的是，试图避免所有放纵的事情、时刻保持完美并不一定有效。更有效的做法是，你要体验自己的行为带来的各种结果，无论是积极的还是消极的，因为当你充分感受到消极影响时，做出积极的选择要容易得多。

当你越来越能够感受你所吃的食物和所做的事情对身体的影响时，你就越容易察觉出它们对你的生活的影响。如果你整天都靠咖啡因和贝果勉强维持，睡眠不足，并且试图在一天中把一周的工作都干完，那么当你晚上回到家时，你肯定会累得瘫倒在床上。如果碰巧你的伴侣想和你亲密一下，那么鉴于你目前的状态，你对性的渴望程度很低，你们之后的体验也会不尽人意。甚至可能在某个时刻，你心里会想什么时候才能结束，这样你就可以尽早睡觉。如果你最后居然还能达到高潮，那你很走运。

与此状态完全相反的生活是什么样的呢？你每天都能用动物蛋白质、健康的脂肪、新鲜的蔬菜和全谷物为你的身体提供能量，你能以平静的心态干劲十足地完成任务清单，甚至还有时间进行运动。如果你是这样过完一天，然后洗完澡躺在床上放松一会，那么不管你从早上起床到此时已经过去了多少个小时，你仍然会感到神清气爽并充满活力。你不仅会敏感地感觉到身体正在经历的积极变化，你的性生活也会更和谐。你的呼吸会更顺畅，你会更加放松。你会感受到你的伴侣触碰你的每一寸肌肤。你不仅期待达到高潮，你的身体和精神状态也做好了迎接好几次高潮的准备。

　　这就是以基于生物节律的生活方式生活的样子，即每一天的每一个积极的行为叠加，创造出一种充满美好时刻的生活。

管理动态公式

　　就像一个优秀的领导者一样，你应该时刻准备着。当生活中突然发生了某些事情扰乱了你的激素平衡时，你会想要确切地知道自己需要做些什么才能使其恢复平衡。许多女性的通病是，如果在一天中遇到了一次失误，那她们则认为自己把一整天都搞砸了，然后破罐子破摔，彻底偏离正轨。这么做当然只会让她们更难找到回去的路。首先，一定要消除"要么没有，要么全部"的极端心态，这是你能为你的身体和健康所做的最好的事情之一。

　　根据我与患者合作的经验，我发现在每一年、甚至在每一天之中都有一些可预见的事件会破坏你的激素平衡。我们先讨论一下如何应对那些日常的考验和磨难。我会告诉你当它们出现时，你可以做些什么来最大限度地减轻它们对你激素健康的影响。你会发现大多数日常挑战都与食物有关。这是因为，正如你所了解到的，你所摄入的食物可能会使你的激素发挥最佳作用，也可能造成激素紊乱。毕竟，你身边到处都是干扰激素健康的食物诱惑，如裹满糖霜的纸杯蛋糕。下面我将向你展示当你偏离正轨时，如何从饮食、运动和生活方式入手来让你的激素恢复健康。

　　接着我们再来谈谈那些会在大多数人的生活中定期出现的（或偶尔出现的）可能危及内分泌系统健康的事情：假期、繁忙的工作、过度饮酒和家庭聚会。与我前面提到的日常情况不同，这些情况的可预测性没有那么强，所以你可以先在心理上为这些事件做好准备——这一点非常重要。正如你在第 5 章中所学到的——在第 5 章中，我解释了从静态的视角看待身体转变为从周期性的动态视角看待身体的重要性，即你如何看待自己的健康会对你每天做出何种选择造成难以置信的影响。因此，当遇到这些每年中都会出现的会干扰激素健康的事件时，你对它们的态度将决定你是否能消除这些事件对激素的影响。即使你真的犯了一些错误，你也能够及早地纠正，并学会使用下文中提到的工具来让你的内分泌系统重回平衡的状态。

我完全能够理解你的想法，在面对诱惑时可以先及时行乐（你好啊，美好的假期！），事后再收拾激素的烂摊子也不迟。不幸的是，你的激素可不是按你的想法来的。由于全年都有可能发生这些事件，你清理了一个事件的烂摊子，另一个事件的烂摊子就会接踵而来，使你再次退步。而这正是我想帮助你预防的事情。我希望你达到一个稳定的健康状态，而不是像转轮中的仓鼠一样，原地踏步，在健康和不健康的状态中来回切换。无论你最初拿起这本书的原因是什么——是为了改善你的月经周期、成功受孕，还是恢复你的性欲，你都要抱着一种要为身体做出最佳选择的心态，这是解决这些难题至关重要的。

生存策略：从日常内分泌干扰因素造成的紊乱中满血复活

内分泌干扰因素：少吃了一餐

忙着遛狗、手忙脚乱地戴好两个耳环、开车送孩子上学，以及参加由你主持的晨会——总之，这一天中哪个环节都不能缺了你，直到早上 10 点以后你才有空吃一点东西。

　　应对思路。要防止血糖水平全面下降，并防止在一天中剩下的时间里对糖的渴望增加。

　　饮食方面。请准备一些应急食品——如蛋白质奶昔（瓶装的，或者在办公桌抽屉里存放一些单独包装的代餐奶昔粉）。虽然这种解决方案并不是最理想的，但它至少可以防止你的血糖下降到非常低的危险水平。在下一餐时，吃同时含有蛋白质、脂肪和碳水化合物的餐食，如 2 片火鸡鸡胸肉、半个牛油果和糙米饭。

　　运动方面。吃完午饭后，做 10 个自重深蹲。如果两餐之间间隔时间太久，再次进餐时你的身体就会进入饥饿模式，更倾向于将下一餐中的葡萄糖转化为脂肪，储存在体内。短时间的运动可以帮助你的肌肉将一些葡萄糖作为燃料利用起来，从而减少血液中糖的总量。

　　生活方式方面。对下班后的社交活动说不。取而代之的是要赶快回家，花时间准备一顿合适的晚餐，并确保准备好第二天的早餐，以防止今天早上的情况再次发生。利用晚上的时间提前准备一些食物，如做一些水煮蛋（放入冰箱可以保存一周）；准备好奶昔原料，以便在早上能快速地把它们放进料理机；或者煮一锅燕麦粥，在早上加热即可。

内分泌干扰因素：摄入过量糖分

　　这是本周第 3 次在办公室举办生日派对了。你成功地避开了芝士蛋糕和冰激凌，但当你面对如云朵般蓬松的草莓奶油香草纸杯蛋糕时，你终于破防了，或许你还顺便尝了尝椰子味蛋糕和柠檬派。

　　应对思路。避免摄入大量糖分而给身体带来压力，并尽量避免摄入会引发过敏反应的食物（如小麦中的麸质）。此外，要促进肠道蠕动，以便清除加工食品中的化学物质，这些化学物质可能会延长食物转运时间，使血液中的雌激素含量增加。

饮食方面。服用维生素 B 补剂以减轻肾上腺的压力，因为肾上腺可能会因糖分摄入过量而反应过度。服用具有消炎作用的槲皮素补剂以缓解身体的炎症反应。在下一餐中加入 2 汤匙亚麻籽以促进肠道蠕动，可以将亚麻籽拌入蔬菜、汤、沙拉或主食中。一定要吃一些富含健康脂肪酸的食物，如 1 把坚果或 1 汤匙天然花生酱，以稳定血糖水平。

运动方面。下班后，在跑步机上做些高强度间歇训练，如先快走 2 分钟，再以最快速度冲刺 30 秒，然后再次快走 2 分钟，重复循环进行，共 20 分钟。

生活方式方面。与同事分享你的健康目标——告诉他们你做出的改变和到目前为止你所经历的变化。这样会帮助他们理解为什么保持正轨对你很重要，以便于其以后再举办派对时能带来一些更健康的食物（如人人都能享用的水果沙拉）。当别人也知道你的健康目标时，你更有可能坚持这些目标，因为你更少受到美食的诱惑。晚上 10 点之后，关掉所有刺激源，包括电视、电脑、手机和平板电脑。充足的睡眠有助于使过度活跃的肾上腺平静下来。

内分泌干扰因素：过度饮酒

这是一个周六的晚上，你和其他女孩们一起外出聚餐，在你喝完第 4 瓶干红葡萄酒后，你兴高采烈地离开餐厅，飞奔到最近的舞厅，喝着伏特加苏打水度过整晚。

应对思路。保证你的排毒通路畅通，尤其是肝脏的畅通。补充水分并让你的血糖水平重回平衡状态, 它会在喝酒时飙升, 然后骤降, 导致第二天早上严重的宿醉。

饮食方面。在睡前和第二天早上醒来时服用一份肌醇 (一种帮助肝脏排毒的营养素)、维生素 C 酯 (一种对抗细胞压力的强效抗氧化剂) 以及维生素 B 补剂 (帮助你更快地从脱水中恢复), 以帮助肝脏排毒。此外, 在睡觉前, 将一份电解质增强剂与一大杯水混合后饮用。第二天喝 3 杯自制新鲜果蔬汁 (分别在早餐前、午餐前和下午 3 时喝), 起到排毒和补水的作用。果蔬汁的制作方法: 将 1 把菠菜、4 根芹菜、半根黄瓜、半束香菜、1/3 束欧芹、半个带皮柠檬、半个青苹果和 1 小根胡萝卜放入破壁机或榨汁机中榨成汁。

运动方面。可以参加哈他瑜伽课程 (不要进行高温瑜伽或强度太大的运动)。这会帮助你那承受着巨大内部压力的肾上腺平静下来。瑜伽中的扭转动作也有助于内脏的排毒, 可防止雌激素的累积。

生活方式方面。在过度饮酒后的第二天早上醒来时, 你要和自己承诺元气满满地开启新的一天。通常情况下, 过度饮酒会导致早餐吃得太多, 然后躺在沙发上度过一天余下的时光。致力于开启新的一天将防止一种不健康的行为引发另一种不健康的行为, 并将过度饮酒可能导致的对激素的影响降至最低。

内分泌干扰因素: 晚间摄入过多碳水化合物

你为你和你的爱人制作了一顿美味的通心粉晚餐 (你用了一大块奶酪做酱料)。晚餐准备好后, 你为自己盛了满满一碗的通心粉, 还拿了一块涂抹有新鲜迷迭香橄榄油的面包。最后, 你一边嚼着爆米花一边追剧。

应对思路。立即运动一下, 把葡萄糖作为燃料用掉, 这样可以防止在睡觉时脱水（由于碳水化合物摄入过多），并防止食物消化的时间过长。

饮食方面。在睡前喝 2 杯水并服用益生菌，防止肠道内有过多的碳水化合物累积导致念珠菌过度繁殖。第二天早上食用一顿富含蛋白质的早餐（如煎蛋卷或蛋白质奶昔），同时全天避免摄入精制碳水化合物和复合碳水化合物，根茎类蔬菜（如红薯）和水果除外。

运动方面。一旦你觉得自己过度放纵了，就去爬楼梯或出去散步，让你的肌肉燃烧血液中的葡萄糖。

生活方式方面。可以和你的爱人讨论一下，除了暴饮暴食和躺在沙发上休息外，你们还可以一起做的其他的令人感到愉快的活动，例如，参加交际舞课程、徒步旅行、学习打网球，或者参加烹饪课程，一起学习如何做出健康的餐食。许多夫妻习惯于将大部分的优质时间花在一起放松上，其实选择一些需要花费体力的活动会让你收获更多（从促进健康和夫妻关系的双重需求来看）。

生存策略：参加这些年度活动之前先调整心态

活动：度假

你盼望卡波圣卢卡斯（墨西哥的一座城市）之旅已经几个月之久了，这一天终于到来了。在黎明之前你就动身去了机场，并带上了一块蓝莓玛芬和一大杯咖啡。你在飞机上点了一份沙拉，但一个小时后，你饿得连免费的饼干、花生和椒盐卷饼都狼吞虎咽地吃完了。当飞机降落后，温暖的阳光照在你的皮肤上。在办理完酒店入住手续后，你换上了泳衣，和同伴们一起出去吃午饭，然后在海滩上度过了一天中余下的时光。晚餐时，为了庆祝你在卡波圣卢卡斯度过的第一天，你点了一杯冰镇玛格丽特、一个墨西哥鸡肉卷饼和一碗不限量的脆玉米饼。接下来的4天行程可以说是相当典型的度假模式：每天睡到中午左右才醒来，然后躺在海滩上喝着冰啤酒，痛快地吃着薯条（蘸萨尔萨辣酱），并在外面喝酒和跳舞到深夜。毕竟，你正在度假，在回到现实之前，你要充分享受每一刻的自由。

心态调整。从通过机场安检的那一刻起，直到进入家门，大多数人都把假期当作摆脱束缚的放纵时间。然而，研究表明，假期恰好是有助于你在生活中做出持久改变的最佳时间。因为当你处在一个陌生的环境中时，你的脑已经准备好了形成与记忆新行为相关的神经通路。当你在家里处于日常生活的状态时，你的脑几乎一直处于"自动驾驶"状态。这就解释了为什么你几乎不用思考就能同时处理十几项不同的活动！在日常生活中脑的自动驾驶是默认设置，你的脑可能会觉得再学习新技巧是件很困难的事。然而，当你在度假时，你的脑不断地接收大量新体验和新信息，它会通过形成新的神经通路来适应它们。

你可以利用这个过程，有意识地把新行为加入这些新体验之中。你的脑更有可能创建新的神经通路使你在自动驾驶模式下也能做出这些行为，以便在你回到家之后可以毫不费力地继续重复这些新行为。因此，在为假期做准备的时候，你要考虑一下如何在你度假的时候将更多的女性健康密码原则融入你的生活中。也许这会是你充分体验基于生物节律的生活方式的好时机；或者，你可以选择2～3项在家里执行起来感到困难的事情——如每天运动或大部分时间里吃天然食物，并在你度假时专注于让这些事情成为新的终身习惯。

活动：繁忙的工作

工作一如既往地繁忙。你被一堆截止日期压得喘不过气来，同时还要处理多个项目，并且还要努力工作，争取升职。包括周末在内，你每天有 14 个小时都在工作，你已经不记得上一次一晚上睡 6 个小时以上是什么时候了。即使幸运地顺利入睡，半夜也会醒来好几次，想着第二天必须完成的另一件事。当你真正想起来吃饭时，你满脑子都是特大杯的薄荷摩卡和任何你能在办公室食品储藏间和自动售货机找到的糖。你和你的同事每天晚上都在办公室吃比萨和汉堡等外卖。你一天做得最多的体力活动就是去咖啡间续满咖啡，然后在因喝太多咖啡而憋不住想上厕所的时候去洗手间。每天处在高压之下的你逐渐变得精疲力竭，脾气暴躁，但如果你想得到别人的关注并获得梦寐以求的晋升，工作就丝毫不能松懈。

心态调整。"只需要抗过这繁忙的几周，我就可以恢复到正常的健康习惯。"这句话听起来熟悉吗？如果是这样，我希望你扪心自问一下，那些繁忙的时期是否真的会过去。今天你仍在努力工作，难道还不足以说明你永远忙个不停吗？是不是总会出现超出你能力范围之内的事情？你推迟恢复健康习惯的时间越久，你离自己想要的健康状态就越远。

我希望你能考虑一下改变你的思维定式，试着告诉自己："为了能够实现自己所期盼的高目标，我必须让我的身心健康都处于巅峰状态。"成功地完成你想要完成的每一件事的前提是，你需要有良好的睡眠、健康的饮食、适当的运动，这样你的大脑才能尽可能高效地工作。累积的工作和压力越多，你就越需要更多的自我护理来应对挑战。这个建议听上去是完全违背直觉的，但其实它非常有道理。一名奥运会选手如果在参加比赛前没有吃东西或者没有训练，他是不可能在比赛中发挥出自己的最佳水平的。当然，你和奥运会选手的不同之处在于，对你来说，每一天都可能是一场奥运会比赛，而不是每 4 年参加一次比赛。因此，你需要为金牌级别的表现做好身心准备。

具体方法。把你日常的自我护理和你生活中需要承担的其他工作放在同等重要的位置。就像你需要参加工作中的会议或打电话给患者一样，把自我护理任务作为不可协商的项目纳入你的日程表中。是的，把周二晚上的芭蕾舞课安排在你的计划中；提前记下来需要采购的食材，准备好一周的餐食；如果提前安排好性生活或睡眠时间对你有帮助的话，那么请务必也将这些写进日程。保持规律的自我护理不仅能提高注意力和工作表现，还会提高做事效率。还记得化学课上的一个实验吗？在那个实验中，气体可以膨胀到填满任何容器，不管是一个饮水瓶还是集装箱。工作也是同理，它总是会填满你给它的所有时间。因此，每天要给自己一个明确的工作时间限度，让自己有时间参与到自我护理活动中，这意味着你要学会优化工作时间，为日常自我护理留出充足的空间。

活动：过度饮酒和宿醉

这是你最好的朋友的生日派对，在疯狂工作了几周后，你终于有机会见到你的朋友们，和大家一起庆祝，忘记一切烦恼，彻底放飞自我。晚餐时你们搭配着西班牙塔帕斯喝了几罐桑格利亚酒，这一夜剩下的时间你们都醉醺醺的。之后，你们穿梭于镇上的几家酒吧间，一杯接着一杯地喝。在凌晨 3 时左右，你坐在一家餐厅里，将桌子上有的东西（炸奶酪、酪乳煎饼和脆炸鸡块）往嘴里塞。黎明时分，你终于被一辆出租车送回了住处，回到家，你一头栽倒在床上，衣服也来不及脱，便沉沉睡去了。

心态调整。早在 21 岁之前，你就开始相信，只有让自己沉醉于某种享乐（如喝酒、吃大量巧克力蛋糕）才是你唯一能真正庆祝一件事或得到解脱的方式。但事实并非如此。一旦你与自己的身体建立起一种新的、积极的关系，并且你感觉良好，你就会发现，你才是唯一能让自己感到快乐的人。意识到这一点后，你就不会再牺牲自己的幸福。当然了，你仍然会想继续和你的朋友共度美好时光，虽然这通常意味着你会被酒精和油腻的食物包围。与朋友共度美好时光和其他的健康习惯一样对你的幸福至关重要。那么，如何在不破坏你所有辛劳付出的情况下做到这一点呢？

归根结底还是要改变你的思维定式，不要将庆祝活动作为忽略身体健康需求的借口，转为利用它达到更健康的状态，并且同时和你身边的人建立更牢固的关系。在我看来，如果你一直在努力在自己的身体里创造一个美丽的家，那么你为什么还要忽略它的需求呢？对我来说，庆祝就是与朋友和亲人在一起，与他们交谈，并享受这些时刻。你只要手持一杯苏打水就完全可以做到这一点！清醒的时候，你会更多地参与到交流中，这样你和朋友或家人之间的交往会更充实，建立起来的关系也会更亲密，这比第二天醒来却记不起昨天有谁在那里要更有成就感。即使在酒吧的时候，你也可以进行自我护理——当你最喜欢的歌曲响起时，用心去感受，舞出你的心声。保持清醒的头脑去享受生活中真正的快乐，这会让你感觉自己真正在生活，一切努力都是值得的。最棒的是，比起将有害的化学物质灌入你的身体里，这样做会使你更健康。

　　我明白有时候要做到完全滴酒不沾感觉很难。所以当你小酌时，务必请遵循以下准则。

- 选择低血糖指数的酒——如清酒、香槟、红酒和白葡萄酒。避免喝烈性酒、混合酒精饮料和啤酒。
- 全天的饮酒量不要超过 2 杯。
- 每喝完 1 杯酒后要喝 1 杯水。
- 不要空腹喝酒。要边吃东西边喝酒，这有助于减缓脑和肝脏对葡萄糖的吸收。选择一些含有少量脂肪的食物（当然不是油炸食物），这会进一步减缓葡萄糖的吸收。在酒吧常见的食物中，我最推荐的是牛油果酱、坚果或寿司。

活动：节假日和其他家庭活动

　　又到了漫长的节日季，这意味着你将参加数不清的派对和家庭聚会。你几乎不可能拒绝每年只有在这个时候才推出的各种美食，从缤纷的糖果和新鲜出炉的各种派到一盘盘装饰得很漂亮的糖霜饼干，再到蛋奶酒和节日小吃。当你回家探望家人时，从你走进家门的那一刻起，就有一大堆食物摆在你眼前。刚躲过妈妈递过来的覆盆子乳清干酪法式吐司，奶奶又铲起一大块自制的千层面放到你的盘子里，姑妈在一块山核桃派上帮你添了一大勺香草冰激凌，或是爸爸帮你斟满了空酒杯。在整个假期中，你都因为吃得太多而处于昏昏沉沉的状态，白天和你的兄弟姐妹一起看足球比赛和电影，晚上在你最喜欢的家乡酒吧和高中朋友叙旧。

　　心态调整。在美国，许多人都以冬季假期为借口来掩盖自己选择了连续两个月处在糟糕的自我护理中。此外，家庭因素也是造成这种情况的重要因素——当我们与所爱的人分享美食时，这种分享活动会增加人与人之间的凝聚力和信任，也会使人与人之间的交往更真诚。人们表达爱意的方式多种多样，有些人就是通过食物来表达爱。因此，你可能会担心，如果不吃家人准备的食物，你就是在拒绝他们的爱。如果你没有做到与周围的人拥有完全相同的进食体验，你会产生一种孤独感，它会让你感到害怕。

但是你要意识到对你的家人来说，最重要的是你的快乐和健康。为了使你们一起度过的那段时间里充满爱和欢乐，你需要在身体和精神上都照顾好自己。所以，请你想象一下，如果你能以充满活力的状态（而不是疲惫不堪的状态）出现在这些场合中，那会是多么不同啊。你可能会惊讶地发现，为了让你能够继续保持这种生气蓬勃的新状态，你的家人很乐意接纳你需要做出的改变。

重要的是，哪怕在忙碌的时间里，你也要继续做那些能让你感觉良好的事情。毫无疑问，在假期里，无论去哪里，你都会面临各种诱惑。这听起来有些奇怪，但为了帮助自己在假期中（或一年中的任何时候）保持正轨，试着采用孕妇的心态。孕妇可以做到滴酒不沾或避免接触其他任何对她有害的东西，因为她知道这些东西对胎儿不好。无论是否怀孕，当涉及健康激素时，所有女性都应该有母性的能量——自我保护、自我优先。所以，想想哪些东西会滋养你的激素，哪些会伤害它们。

很多年前，当我第一次以这种生活方式生活时，我意识到，如果我想变得健康，我必须放弃家里常吃的大部分主食——包括意大利面和面包。一开始，这个选择让我感觉和我的家人脱节了，我的行为让其他很多人不能理解，因为他们觉得我抗拒他们的生活方式，拒绝了他们的爱。然而，通过我的这段经历我了解到，只要你不强迫其他人改变他们的习惯（除非他们明确要求你进行指导），并且你们能在互相尊重的前提下交流，你的家人和朋友们的态度会转变的。更重要的是，如果你已经掌控了你的内分泌系统，你只需要在这些聚会中散发你的积极能量，你就有机会鼓舞和感染其他人，使其产生想提升自己健康水平的意愿。

以下是一些实用的小贴士，可以帮助你在假期充分享受与你最亲近的人共度的时光。

- 享受节日盛宴。尽量挑选加工程度较低的食物，如沙拉、蔬菜、高蛋白食物和全谷物，这是你最明智的选择。
- 自制一些食物带到聚会餐桌上。节假日期间控制碳水化合物摄入量的最佳方法之一是做一道大家都可以分享的配菜，如小麦谷粒沙拉或野米菜肉烩饭。
- 提前准备一些红薯。红薯是一个很好的选择，如果你知道你要参加的聚会只有几样健康食物，那去之前烘烤或蒸一些红薯当作富含纤维的零食。如果是在自己家里聚餐，也可以将红薯作为配餐来搭配其他你能吃的食物，使这一餐更丰富一些。

对身体信号保持敏感

正如我之前提到的，达到健康教练水平所要具备的另一个素养是对内分泌系统的信号变得更加敏感。你已经知道动态公式可以教会你倾听内分泌系统的信号，并在必要时做出调整。但我没有告诉你的是，随着时间的推移，这些信号实际上会变得越来越容易被解读。

　　我保持这种生活方式已经很多年了，我知道我能吃一小口甜点，如无面粉巧克力蛋糕，而不会受到它的影响。我之所以能做到这一点，一是因为现在我的身体可以更好地代谢糖分（很多年前我的血糖和激素都处于不正常的状态）；二是因为我与身体的关系更亲密了，我能够更敏锐地感受到身体受到的影响。我可以非常清楚地区分感觉良好和感觉糟糕之间的差别，因此我不会在对我不利的、不健康的方向上继续走下去。这就是我所说的对内分泌系统的信号变得更敏感了。

　　过去的你对于身体发出的信号非常迟钝，对身体信号变得敏感会让你有种脱胎换骨的感觉。我们通常很忙，以至于无暇将所吃的食物和身体的感觉联系起来。如果你曾经有过明明已经吃饱了但仍在继续吃、最后吃撑了的情况，你就会完全明白我的意思。即使你吃了适量的食物，但如果这些食物不适合你当前的身体状况和激素情况，你仍然会出现腹胀、疲劳、便秘、头痛或情绪波动等症状。与身体脱节时，你很难将身体出现的症状追溯到你做了什么或吃了什么这些原因；事实上，你甚至可能没有意识到你的身体出现的症状和所摄入的食物是相关的。但现在你知道了，食物和身体出现的症状之间是有联系的。以前的不敏感的你也难以发现所吃的食物和你生殖健康之间的联系，因此很难把你的身体出现的症状与所吃的食物联系起来。

　　那么一个人是如何变得对身体信号更加敏感的呢？能否赢得这场斗争，90% 取决于你的自我意识。读到这里的你可能已经完成改变之旅的一部分了：你已经在几周或几个月的时间里完成了女性健康管理方案的前 4 个步骤。当你食用了方案中没有提到的食物或做了方案中没有提到的事情时，你肯定会注意到它对身体的影响。哪怕你没有完全集中注意力于此，你仍然可以立即感受到它对身体的影响。这些影响可能之前也存在；但是现在不同了，你已经知道了内分泌系统的工作原理，并且拥有了愿意与身体合作的新心态，这些影响就变得无法被忽视。加之，你已经用书里的方案对身体内部进行了一次大扫除，使内分泌系统的工作变得更加高效，这也有利于你变得对身体信号更加敏感。现在，你已经能够注意到内分泌干扰因素导致的症状；你在本章学到的知识，既能帮你消除这些干扰又能防止这些干扰再次发生在你身上。

我能够理解你现在的想法："为什么我会变得对身体信号敏感，那我不会更容易感到糟糕吗？"对此，我要说的是，真正可怕的不是变得敏感这件事；相反，不具备感知你的身体在绝望地向你发出信号的能力，或者在身体向你发出信号时你却忽略了，这些才是最可怕的。这些可能会把你引向错误的方向，导致你更容易受到激素紊乱的影响。我们都明白你肯定不想重蹈覆辙了。但是当你没有意识到、没有倾听内分泌系统的信号或没有对内分泌系统发出的信号做出反应时，不良行为可能会产生滚雪球效应。提高对身体信号的敏感度可以将这些事情扼杀在萌芽中。当你意识到有可能走上弯路时，你可以及时阻止自己。然后，你可以运用你在本章学到的所有技巧，弥补任何已经出现的损伤，并使内分泌系统恢复到平衡的状态。

当然还有一个好消息：你不需要对身体信号永远保持这么高的敏感度。你遵循女性健康管理方案的时间越长，你的内分泌系统就越能在理想的情况下运行。当你脱离这个方案时，你仍然会对这些影响感到敏感，但你会比一开始更快地回到正轨上。随着运用本章中的这些能帮你回到正轨上的工具的经验的增加，你可以很轻松地将它们付诸行动，更快地恢复健康。

避免食用乳制品和小麦

大多数因激素问题在月经、生育或性欲方面饱受折磨的女性，都可以因戒除乳制品和小麦（特别是麸质）而受益。原因如下。

乳制品中富含雌激素。在美国人的饮食结构中，60%～80%的雌激素来自乳制品。更重要的是，大多数现代奶牛牧场的奶牛几乎全年都处于怀孕状态，某种影响人体的雌激素在怀孕的奶牛产的奶中的含量比在未怀孕的奶牛产的奶中多33%。任何一个有激素问题的女性都需要在饮食中避免摄入更多的雌激素，对有子宫肌瘤和患有子宫内膜异位症的女性来说更是如此。雌激素有促进你的身体生长的作用（就像在青春期它促进人体发育和成熟），这也会使某些组织过度生长，并导致已经存在的子宫肌瘤和子宫内膜异位症变得更严重。

无论你是否对酪蛋白（乳制品中不可消化的部分）和麸质（小麦中不可消化的部分）过敏，它们都会在小肠中引起炎症反应。虽然你偶尔食用这些食物不会出现不良反应（因为身体可以通过饮食中的抗氧化剂来中和体内的炎症反应），但现实是我们所有人都对此食用过量，以至于我们的小肠一直处于炎症状态。而这会削弱身体吸收食物中的营养的能力。

乳制品和小麦在大肠中的转运时间都比较长。这会增强雌激素的主导作用，因为你的身体无法尽快将雌激素从你的系统中清除出去。当你排便不规律时，雌激素会透过大肠内壁，进入血液中，导致体内的雌激素过量。

鉴于学习与你的身体合作的一个主要部分是了解它对你吃的食物的反应，我鼓励你探索一下自己对乳制品和麸质的敏感度。与其完全听我说的，不如自己去探索和了解你对这些食物的反应，这会让你在选择每一餐的食物选择时更轻松。你会从它们导致的身体反应中获得更多的经验。为了评估你对乳制品和麸质的敏感度，试着做两次为期 6 天的敏感度测试。

你对麸质过敏吗？

· 连续 2 天，三餐都以小麦制品为主，如早餐吃麦片，午餐吃三明治，晚餐吃意大利面。

· 接下来的 2 天，从饮食中去除所有含麸质的食品。查看食品配料表，确保你吃的食品都不含麸质。

· 第 5 天，晚餐前一直吃不含麸质的食品。在晚餐时，食用大量含有麸质的食品，如比萨或意大利面。在进食 20 分钟后，留意身体是否出现任何不良反应。例如，你感到胃痛或你有打嗝吗？你腹胀吗？你有鼻塞或流鼻涕的症状吗？你感到头痛？你身上是否出现皮疹或荨麻疹？2 小时后再次检查你的身体是否出现任何症状，如腹胀或胀气。

· 最后，第 6 天早上，注意观察排便是否受到了影响，例如是否便溏或便秘。

如果你出现了上面列出的任何症状，则很可能说明你对麸质过敏。虽然你可能没有乳糜泻，但你仍然可能对麸质非常敏感，从而使其成为你消化系统健康甚至整体健康的阻碍。将麸质从你的饮食中去除几个月，注意观察你的身体状况是否有所改善。如果有很大改善，你可以选择长期保持无麸质饮食。如果重新添加麸质后上述症状再次出现，我建议你坚持无麸质饮食，以保护你的内分泌系统的健康。

你对乳制品过敏吗？

· 连续 2 天，三餐都食用乳制品，如早餐加入牛奶和麦片，午餐加入酸奶，晚餐加入奶酪。

· 接下来的 2 天，不食用任何乳制品。查看食品配料表，确保你吃的食品都不含乳制品。

· 第 5 天，早餐和午餐时都不要食用乳制品。在下午 3 时 30 分或 4 时左右，空腹吃 1 份份量适中的乳制品。在进食 20 分钟后，留意身体是否出现任何不良反应。你感到胃痛或你有打嗝吗？你有鼻塞或流鼻涕的症状吗？你感到头痛吗？你身上是否出现皮疹或荨麻疹？2 小时后再次检查你的身体是否出现任何症状，如腹胀或胀气。

· 第 6 天早上，注意观察排便是否受到了影响，例如是否便溏或便秘。

如果你出现了上面列出的任何症状，则很可能说明你对乳制品过敏。那么尝试几个月不食用所有乳制品，你的身体状况会有很大改善，这对于成功完成女性健康管理方案也会有助益。一段时间后，你可以决定是逐渐增加乳制品的食用量，还是继续长期保持无乳制品饮食。因为有很多其他富含钙的乳制品替代品，所以长期坚持无乳制品饮食也并不是难事。如果重新食用乳制品后再次上述症状再次出现，我强烈建议你长期坚持无乳制品饮食。

与艾丽莎一对一时间

在这一章中，我为你提供了一种新的视角来看待那些会让你偏离女性健康密码之旅的事情。我希望你能认识到，你有能力改变自己的身体，有能力让自己立刻感觉更好，而不是脱离正轨后进行自我惩罚，把自己推到更深的深渊中。为了让这种力量更加有力，为了让你所做出的选择更加有价值，我希望你能够非常清楚地知道，在你脱离正轨和马上回到正轨的过程中会发生什么。为了获得清晰的思路，可以尝试下面的活动。

· 写下你最近违背生物节律的经历。具体情况是怎样的？周五晚上和同事们出去喝酒了？上周末吃的甜食有点多？描述一下你的经历。

· 为了回到正轨，你做出了哪些改变？你是否在喝完酒回家后摄入了适量的维生素 B 和电解质？你第二天吃得健康吗？写下你做的对你回到正轨有帮助的事情。

· 你的身体发生了哪些积极的变化？例如，你是否成功预防了宿醉的发生？如果你在吃了含糖量很高的一餐后又吃了富含蛋白质的一餐，你是否避免了腹痛和血糖水平骤降的出现？当你将我的建议付诸行动时，你的身体会感受到什么，与你以前的感受有何不同？

· 在社交平台上与你认识的人分享你的经历。这是确保你在未来可以再次做出明智选择的最佳方式之一。这样做可以帮助你清楚地看到自己是多么得棒，你的身体是多么得不可思议，你和你的身体是如何创造出一种美好的新关系，如何共同努力为你带来更愉悦的体验，并让你容光焕发。

最后，是时候做一点计划了。计划一下接下来的一周你可以做些什么来继续你的女性健康密码之旅和保持你的生物节律。

· 制订下周的计划。哪些事件或场合可能会使你偏离正轨？是否有家庭聚会的计划？有没有朋友举办生日派对或是否有即将到来的假期？工作压力大吗？

· 请使用我提供给你的建议，加上一点自己的创造力，为每一个场合写下新的行动计划。

在每周开始的时候都做一个计划，保证始终把激素健康放在首位。

成功故事：海蒂·布劳恩，40 岁

症状：卵巢囊肿

　　我的治愈之旅始于今年 2 月份的年度妇科检查。在常规超声检查中，医生发现我的身体中长了囊肿——每个卵巢上各有一个 2 厘米长的囊肿。我可不想做手术！当我向医生询问是否有更积极的治疗方式时，她给出的唯一建议是回家继续观察，2 个月后再找她做一次超声检查。我可不是那种坐以待毙、一直干等着两个月过去、然后再来一轮"等等看"的人，于是我开始了艾丽莎的女性健康管理方案。

　　我和艾丽莎最初的谈话集中在我的饮食、生活方式和运动上，这些谈话主要是关于如何积极面对生活及如何与他人更好地合作。艾丽莎建议我服用补剂，以帮助我的身体更好地处理激素问题。我开始增加饮水量，并开始食物探索之旅——找出对我的健康有益的食物，我的整个饮食结构发生了改变。

1 个月后，我感觉好多了，我感觉更放松，无论是身体上还是情感上。

在第 3 个月，我又去做了一次超声检查。在去检查前，艾丽莎和我进行了一次交谈，她告诉我不要期待任何变化。我对此倒是很看得开。我知道我正在尽我所能，无论结果怎样，这些生活上的改变对我的健康还是有好处的。当我毫无期待地躺在检查床上，听到医生告诉我"左侧卵巢上的囊肿消失了！哦！右侧的囊肿也消失了"的时候，我既震惊又高兴。眼泪从我的脸颊滑落，一种对身体的敬畏感油然而生！我的身体原来有如此强大的自愈能力。这太神奇了！如果我正确对待我的身体，那么神奇的事情就会发生。

女士们，改变从来都不容易。改变的过程不是要么都做，要么都不做的极端过程。将改变付诸行动时，你会直接看到你那令人敬畏的、强大的、坚强的身体发生的变化。这改变了我的生活，以后将持续改变我的人生。你能相信这些美好的事情都是从两个囊肿开始的吗？

第 7 章 忠于内在的女性能量

当我致力于自己的健康并将我的治疗方案整合在一起时，我惊讶地发现，要达到基于生物节律的生活方式，有如此多的情感因素需要考虑。想要与身体和激素建立一种全新的关系意味着要先处理一些情感问题。我必须用给自己加油打气的声音来取代内心批评的声音，我要重新审视和改变处理人际关系的方式，并练习学会信任、接受和活在当下。正如诺斯鲁普博士在她的开创性著作《女人的身体　女人的智慧》中所阐释的——作为一名女性，对何为女性的无意识观念正是导致女性在肉体上各种不适症状的根源。这句话不仅适用于多囊卵巢综合征患者，也适用于其他任何有与激素有关的症状的患者。

我以前从来没有深思和探究过关于女性我有着什么样的认知和信念。在那一刻，也是我第一次开始思考，在我成长的过程中，家人如何在潜移默化中塑造了我的观念。我的父母一直都非常支持我，但我仍然记得在我成长的岁月中，许多亲戚在聊天时都会聊到工作，有的女性同事会谈论自己的激素问题或经前期综合征，以此来为自己工作上的问题开脱。我的父亲并不认同这种做法。他希望我不管怎样都能尽可能地做到最好。他担心女性在这个世界上会被区别对待，并且希望我无论选择何种职业，都能找到一条成功的道路。碍于我有限的孩童眼界，我下意识地决定模仿我所观察到的男性化行为，为了获得成功，我要摆脱女性这一性别带来的束缚。无论是过去还是现在，我都不是唯一一个这样做的人。我接触到的每一位女性，无论是在体育场上，或是在教室里，还是在会议室中，都曾在自己生命的不同阶段有过想要成为"那些男性中的一员"的念头。

后来，我开始认同诺斯鲁普博士的理念，即我们内心对女性的集体无意识观念随着时间的推移，终会悄悄地对我们的身体造成影响。如果你曾经像我一样经历过全面激素紊乱，那么这些观念会在你的体内根深蒂固，因为你觉得自己的女性身体背叛了自己。当我终于把这些零散的现象串联起来时，我扪心自问，我还要继续这样的想法吗。是否还要把我的身体当作一种负担。我意识到，为了贯彻方案的前 4 个步骤的精神，并在余生中能真正与我的身体保持合作关系，我必须接受我是女性这一基本事实。但这还不足以说服我自己。我必须还要知道我将要接纳的女性能量是什么、有哪些具体表现、有哪些值得称颂的女性特质。

我投入了两年的时间来研究男性能量学和女性能量学。我还研究了性别心理学中关于这方面的所有知识。然后，我将这些信息整合在一起，总结出了我个人对男性能量与女性能量的理解。这样一来，这些理论对我来说更实用，也更便于与其他人分享。我意识到的第一件事是，身为一名男性还是女性并不能决定一个人拥有的男性能量更多还是女性能量更多。这两种能量都以不同的数量存在于我们每个人的体内。学会如何充分使用这两种能量，才能最终在心理、情感和身体上都处于良好的状态。就像电池需要有正负两极一样，你同样也需要两种能量作为你的能量来源。它们是塑造你的生活的必要工具。以下是男性能量和女性能量在行为中的具体表现。

男性能量的具体表现

- 坚持不懈地追求自己想要的东西

- 决定项目在何时、何地、如何发展

- 关注最终结果大于关注过程

- 一次只专注于一件事

- 依靠自己和个人成就

- 为了实现目标，可以将情感和身体区分开

- 通过友情、娱乐和解决问题与他人建立联系

女性能量的具体表现

- 把自己想要的东西吸引过来

- 做事不急于推进，顺其自然

- 无论最终结果如何都享受过程

- 有大局意识，在生活的各方面都可以同时处理多项任务

- 善于与他人合作，可轻松创建社群关系

- 使情感和物质生活相融合，作为改变和发展的催化剂

- 通过倾听、分享和照顾与他人建立联系

我们中的许多人都会因为只关注或只重视其中的某一种能量而失去了整体平衡。在大多数情况下，我发现女性——尤其是那些有激素崩溃经历的女性，往往过度依赖男性能量，并未充分利用女性能量。我注意到，那些失去女性能量的女性通常会出现以下情况。

- 与自己的情绪和感觉严重脱节

- 向外寻找价值感——自我价值建立在世俗的成功和他人的看

法之上

· 很难给予、接受他人的照顾及享受亲密关系，包括性生活中的
乐趣

· 缺乏与朋友、家人和伴侣建立深厚关系的语言沟通能力

· 无法完全按照自己设想的方式开启和运行项目

· 感到孤立和无助

一旦我发现在某天中出现了能量不平衡的情况，我会把那天中
的各个方面都检查一遍，看看我的能量来源是什么。毫无意外，我
整天都处于男性化的状态中，在工作时、在与朋友和家人相处时、
在进行日常的自我护理时，以及在与伴侣的浪漫关系中时。当我意
识到在生活中投入女性能量的益处并可以借此创造出更多机会时，
我开始在生活的各个方面都努力保持平衡。实际上，后来我与当时
的男友分手了，因为他不愿意和我一起改善我们的能量——即调整
我们各自的男性和女性能量占比。是的，因为男性能量和女性能量
的不平衡，所以我结束了一段亲密关系——能量平衡就是如此重要！
当我发现我们两个之间的能量模式永远不会发生改变时，为了自己
的健康和幸福，我决定跳出这段关系，因为那个能量模式正在削弱
我生活中各个领域蓬勃发展的能力。

我和我的团队通过遵循一种周期循环模式（由女性能量所创造
的），并借助我们可以同时处理多项任务的潜在能力来经营我们的业
务。我们在以下两个层面上做到了这一点。从公司的整体层面上来讲，
我们创建了大家都认同的月度工作计划。该计划具体为：我们通常
在每个月的第一周启动新的项目（受到卵泡期的启发）。在第二周，
我们会安排大量需要合作的任务和头脑风暴时间（受到排卵期的启

发），以确保每个项目尽可能顺利地在月底前完成。在第三周，我们会检查相关报告、系统、患者服务和运营情况（受到黄体期的启发），以确保一切顺利，或能够及时将注意力集中到需要我们额外关注的事情上。在第四周，我们会安排月度总结和次月规划会议（受到月经期的启发）来对目前的进度进行复盘，并确定下一步的最优方案。

从个人层面上来讲，公司中的每个人都在践行着我的女性健康管理方案，并致力于按照基于生物节律的生活方式生活，所以当我们根据公司的整体计划来构建和管理个人项目时，同时也是在管理个人的月经周期和能量。这种做法可能听起来有些戏剧化或做作；然而，以我经营企业数年的经验来看，它不仅帮助我和 FLO 生活中心的团队能着眼于需要我们投入更多精力的事情和在没有太多压力的情况下激发行动力和创造力，还为我们希望通过善用自己的身体获得成功的集体愿景提供了支持。这并不是说我们不需要使用自己的男性能量，我们当然需要使用男性能量——因为每个人和每家公司都需要找到属于自己的最佳平衡状态。我认为 Zappos 公司（美国一家在线鞋类和服装零售商）就是一个以女性能量作为公司基础的最著名的例子。他们凭借周到的服务，以及以合作和快乐为导向的企业文化，专注于尽可能多地注入女性能量，并取得了惊人的成功。

我们不想只凭借头脑展开工作，因为这就像用只装了一节电池的遥控器打开电视一样。如果你拥有两种强大的能量来源——头脑和身体，但在每天的工作中都将身体抛之脑后，这似乎颇为荒唐。完全男性化的处事方式只关注结果，而不注重体验。在小企业中，当员工们紧张地同时处理多项任务时，创造力和彼此之间的合作能力更容易被抑制。我在 FLO 生活中心成长发展时采用的就是重视女性能量的发展模式，这个模式已经证明了女性能量的强大和发展前景的广阔。

你的能量状况是怎样的？

现在轮到你来确定自己的能量平衡情况了。回忆一下你通常是如何度过每一天的。在你能想到的每个场景中问问自己，在这种情形下，我使用的是男性能量还是女性能量。然后，对照下面的清单来反思一下自己的行为。在下面列出的每一项行为方式中，哪种更像你大多数情况下的行为方式。完成所有项目后，记录下你勾选的"男性能量模式"或"女性能量模式"的总数量，看看你是否失去了能量平衡？

清早的例事

□男性能量模式。你会在心里确认一遍当天的目标，并制订好计划。你会像钟表一样严格遵守时间表做事，大声催促孩子准时起床、匆忙地把三明治扔进书包里，然后冲出门外。当你终于把孩子送到学校并坐到办公桌前时，你甚至都没有意识到自己一大早是怎么过来的。如此匆忙以至于记忆都是一片模糊。

□女性能量模式。你醒来后会感受一下今天的状态，然后悠然地做一些能使身心舒畅的活动，如几次深呼吸、一次短暂的冥想或享受一个温暖的淋浴。你会确保与家人或室友有情感上的联系，如给孩子们一个拥抱、给伴侣一个亲吻或与室友聊聊天。当你准备开始每天早上的例行工作时，你会先感受一下自己当下的感觉，并直观地知道自己今天需要做些什么才能达到最佳状态。

一天中最忙碌的时候

□男性能量模式。你会专注于待办事项清单，完成一项任务后立即投入下一项以保持干劲。你会同时督促自己和他人，确保每一项任务都能顺利完成。

□女性能量模式。你会从大局出发，凭直觉判断下一步需要做什么，并相信一切都会稳步发展。依据对你最有价值和影响最大的事项优先的原则来确定事项的先后顺序。

社交活动

□男性能量模式。当你和他人相处时，你不会与他分享目前正在发生的事情；你会把问题留在心里，直到找到最佳的解决方案。你不想或不需要别人的意见，因为你会自行判断什么对你是最优解。

□女性能量模式。你可以自由地分享自己的感受，并且乐于听取他人的支持性意见。

饮食

□男性能量模式。眼前有什么就吃什么，常因为太专注于其他事情而忘记吃东西，或者严格遵守饮食计划，哪怕这个计划会让你感到饥饿和疲劳。

□女性能量模式。你会提前计划好一天的行程，并确保当你饥饿时，手边有你需要的食物。你会根据当天的行程预测自己的身体需要什么来防止血糖崩溃。你能观察到身体发送给你的关于饥饿水平和血糖的信号，并选择适当的食物作为回应。

运动

　　□男性能量模式。你会根据本月的健身目标制订运动计划。无论在什么情况下，你都会坚持到底。

　　□女性能量模式。你会根据当前的感觉制订运动计划。你会在能力范围内尽力去做，只做你的身体目前能做到的运动。

与伴侣相处时

　　□男性能量模式。你与伴侣谈完今天完成了哪些工作后，就一头扎进电视里。

　　□女性能量模式。你想与伴侣谈谈你今天的感受以及家里的人都做了些什么。你会腾出时间与伴侣交流，无论是一起做饭、一起享受美食、一起散步，还是在睡觉前与伴侣躺在床上依偎一会。

休息时

　　□男性能量模式。整理好房间，洗完最后一件衣服，列出第二天的待办事项清单，并尽你所能处理好其他事情，以确保你可以专注于明天的新事情。

　　□女性能量模式。寻找机会与孩子、伴侣和自己交流。当一天临近结束时，会进行一些舒缓的活动，如看书或洗澡。

　　　　总数：男性能量模式 ＿＿＿＿　女性能量模式 ＿＿＿＿

　　如果你在男性能量模式方面得分很高，别担心；和我一起工作的大多数女性都存在这种情况。在本章中，我会将重点放在如何提升女性能量上，因为我们当中的很多人都表现出过度依赖自己男性能量的一面。请记住，我们的目标不是仅仅依靠女性能量；而是达到一种平衡，在任何情况下都能有意识地同时利用男性能量和女性能量。通常，找到属于自己的完美平衡的最好办法是，从更多地利用未被充分利用的那部分能量开始，这就是我建议你做的。这也将使你能够更加清楚地认识到利用自己的女性能量在生活中创造的不同，尽管你只改变了二者中的其中一个方面。

通过这个机会你可以观察自己在一天中不同时刻的能量比例，然后尝试上述的不同场景，体验女性能量增加的感受。女性能量得到提升后会是什么样子呢？与其在晚上一心多用为第二天做准备（男性能量的表现），不如花时间独自阅读或和孩子一起读一本书（女性能量的表现）。至少尝试一个晚上，看看你的感觉如何。一开始，你的脑可能会告诉你，如果你不在晚上准备好明早的三明治或者不敲定待办事项清单，第二天早上将面临一场灾难；比起提前做准备，放松以及与自己或家人增加联系纯属浪费时间。然而，你会发现，当把时间花在你的女性维度上时，就等于创造了一些空间——陪伴孩子的空间、与伴侣相处的空间、与自己独处的空间、创造更好睡眠质量的空间，以及让肾上腺恢复的空间。由你创造出的空间可以使你的头脑有机会深入你的内心世界，并有机会体验到更多的快乐。

在度过一个以女性能量为主导的夜晚后，在第二天早上醒来时，你会感到精力更充沛和注意力更集中。你会觉得准备早餐的时间好像更充裕了，你可以有条不紊地安排其他人出门，并以一种平静和稳健的状态离开家，而不是像往常那样，时刻感觉自己在与时间赛跑。换句话说，增加你的女性能量是以增加能量的形式创造了时间。不妨在你生活的其他方面也尝试一下，问问自己，当我利用女性能量时，有什么样的进步？这个问题的答案可能会促使你在生活的各个方面寻找可以提高女性能量的方法。

女性健康管理方案第 5 步——激发女性能量

我从未想过与女性能量合作会是我的方案的一部分。在以前很长的一段时间内，我都认为探寻和使用物理方法治愈身体就足够了。但多年来我发现，感觉健康时（方案的前 4 个步骤促成了这一点），女性就拥有了强大到足以改变生活的力量。她们开始意识到，激素问题得到治愈的首要原因在于学会和自己独特的女性激素合作，所以一定也存在某些非凡的能量能让一个人成为女性。正是这些发现使我对女性的认知发生了转变。我意识到，接受我的女性能量是让自己永远保持健康的关键。

对许多女性来说，过度依赖男性能量是导致激素崩溃的首要原因。男性能量和它置身体状况于不顾也要把事情做完的行为导向会导致你饮食不规律、摄入过多甜食、运动过度、超时工作以及牺牲睡眠。正如我们在前几章中所提到的，这些行为会使你的血糖水平不稳定，肾上腺过度疲劳，以及排毒通路堵塞的概率增加。男性能量会让你对月经周期毫不在意，或者使用激素类避孕药来掩盖月经周期的异常，试图让身体状态每天都保持一样。当你过度依赖男性能量时，你会与你的女性身体脱节和割裂。

这就是为什么提高女性能量的权重对你的康复至关重要。它可以让你从事后补救转变为主动预防，即你不再是在经历激素崩溃后才追溯性地找到原因并有针对性地改变饮食、运动和生活方式，你会从一开始就主动做出有助于内分泌的选择，预防激素紊乱。接受女性能量意味着和你的身体在生活中成为合作伙伴。你的认知会随着接纳女性能量而改变，你会意识到你身体的运行是周期性的，只要你信任自己的身体，它就会找到持续保持良好感觉的方法。更令人兴奋的是，采取女性健康管理方案中的第 5 步将会减小你损害自身健康的概率，减少自我护理的时间，因为你的注意力将专注于如何让女性能量成为改变你生活其他领域的工具！

女性能量原则

我在前文提到过，仅仅说服自己承认身为女性是一种恩典和幸事是不够的，还必须挖掘出自己女性化特质是什么。所以我创造了一些工具来重新梳理女性内心深处无意识的部分，这样我们就可以看到女性能量是多么强大和富有价值。我的工具就是 FLO 生活中心的女性能量七大原则，如下文所示。我希望你能让这些原则融入你全天的生活中。我还为如何遵循每个原则提供了练习建议，这些练习会使你与你的女性能量的关系更加密切，这样你就能真切地体会到这种能量为你的生活带来的改变。

与生理特质和自我护理和谐相处的原则

我是一名女性。我会与我的月经周期合作，信任每个周期的身体变化，并善用周期内的每个阶段的特点创造健康和成功。我每天都会聆听内心的智慧，同时进行大量的无愧疚感的自我护理练习。

遵循原则的具体方法。每天遵循女性健康管理方案的前 4 个步骤。

360° 全维度表达情感的原则

我要接纳自己的各种情感和情绪，包括恐惧、愤怒和悲伤。我会感受每一种感觉，体会它所要传达的信息，充分把它表达出来，然后将其释放。

遵循原则的具体方法。当有人问你最近怎么样时，在回答时把"很好"这个词从你的词汇表中删除。你的回答要能准确描述你当时的感受。

自我愉悦的原则

感官愉悦是我日常健康计划中的一个关键因素。我每天都会制造出能让我感到愉悦的场景，同时也乐于接受生活中偶然发生的各种乐趣。

遵循原则的具体方法。在一天中创造各种机会来体验你所有的感官享受，以便能把你最初唤醒期的空间范围延伸到卧室外。停下脚步，注意欣赏身边的美景。听你喜欢的音乐。在吃东西前先闻一下食物的香味。每天至少拥抱一个人。你越是有意识地体验各种感官享受，你就越会自然地在每天中寻找更多获得感官享受的机会。

领导力的原则

我直言不讳，追随自己内心的想法，崇拜自己的独特性。

遵循原则的具体方法。连续 30 天，每天至少写下一件让你感到兴奋、充满热情、激动的事情或是支持你生活下去的事情。月底时，看看你的记录，想想是否有可能通过一件事将你所热衷的事整合在一起。然后，寻找各种可行的方式去做你所热爱的事情。它可以通过参加志愿活动、开始一个新项目、结识新朋友、创业或者任何你喜欢的方式来实现。

有意识的合作关系原则

我的人际关系是支持我生活和工作的后盾。当旧的交往方式不再有效时，我会创造出新的交往方式和建立新的人际关系。我照顾他人是因为我也可以从中汲取能量，而不是出于内疚感或期望从他人那里获得爱或者认可。我为自己设定了一个恰当的界限，这样我就不会在享受给予的乐趣时让自己精疲力竭。

遵循原则的具体方法。完成一次社交时，注意一下自己此时的感受。你感到精力充沛吗？感到被支持和认可吗？还是感觉很受伤和精疲力竭？如果是后者，你需要与对方设定界限。下次可以告诉对方："你做某事时让我感到不舒服，请以后不要再做了。"寻找机会与那些让你感到可以得到支持和感受到快乐的人共度时光。当你们在一起时，应该是自然而轻松的状态。

获得的原则

我生而注定是要获得。我对生活满怀期待，我光彩照人、极具吸引力，我期望爱和成功的到来，并为其在我的生命中腾出空间。我相信有人在支持我，我值得获得更多的东西。

遵循原则的具体方法。给他人留出每天支持你的机会。让你的孩子负责摆好餐具。让你的伴侣把洗好的衣服叠起来。允许同事协助你完成任务。好好享受吧！

自我做主的原则

我根据自己的身体、需求、欲望和内心的智慧做出选择。我相信我的身体和直觉会向我揭示我真正的目标、最深的欲望，以及通往健康的道路。我珍视这种智慧并每天加以运用。

遵循原则的具体方法。给自己放一周假，避免持续性信息过剩。远离那些会引发你负面情绪的信息源，如社交媒体、八卦周刊或真人秀，这样你才能更清楚地听到自己内心的声音。当你在短暂的休假后重新面对这些信息时，你能更加清醒，并且能够避免可能由它们引发的生物节律干扰因素。试着每天花 5 分钟进行冥想和写日记。

持续进行自我更新

仅仅帮助你康复对我来说是不够的。当你放下这本书时，我希望你能感受到自己对生活的巨大渴望，并比以往任何时候都能更充分地融入你内心的世界。做到这点需要激发你内心强大的女性能量。当我以一种深刻而有意义的方式激发我的女性能量时，我惊讶于我的身体、工作、人际关系以及生活中其他方面产生的如此多的变化。我的患者开始接纳和运用自己的女性能量后，这一点在她们的身上也得到了验证。对我来说，作为一名女性，我们的天性就是不断创造。

你的女性能量是你生活发生转变的机制。你之所以拥有成长、发育和不断前进的能力是因为你的内分泌系统在正确的管理下正常运行。如果你曾经经历过激素崩溃的状态，那么你也可能在那时体会到停滞不前或缺乏活力的感觉。上至脑，下至卵巢，一个健康的内分泌系统使你拥有了一个不断变化的激素分泌模式，促成了月经周期。脑和身体周期性的化学变化使你在每一周都有不同的能量，与世界相处的方式也不同。也许你不想承认月经周期会影响你的生活，但它对你的生活确实有影响——而且是以最好的方式影响了你的生活。你的激素和月经周期使你的行为不断发生变化。当你在践行女性健康管理方案并遵循你的生物节律时，你就有能力驾驭这股能量，使生活朝着预想的方向发展。

你与生俱来拥有一个物理容器——子宫，它负责孕育新的生命。你的激素每个月都会经历一次美妙的动态循环。你的身心——包括你的躯体、内分泌系统和能量状态会使你在一生中一次又一次地参与创造。因此，你的健康状况是否如你所愿，你是否存在月经、生育或性欲问题，你是否有子宫，你是否孕育过生命都不重要。作为一名女性，你生来就有美好的创造和改变的潜力。

这种持续创造的状态是什么样子呢？通常它会由一种感觉引发——感觉某些东西并不适合你，或者由一种渴望引发——有时你可能会突然有一种强烈的渴望，想要拥有更多的、全新的、更大的和不同的东西。无论你是否意识到，你都不禁开始问自己，我想要什么，需要做些什么来满足这种渴望。也许是开始一段新的关系，搬到另一个城市，回到学校进修，换一个职业，或者开始一项新的事业。当然，这都是一些较大的改变，你并不是总需要做出这么大的改变。改变也可以很简单，如换一个新发型、寻找升职的机会、更新衣橱、重新布置客厅、和朋友一起开派对，或者领养一只宠物。一旦你明确了改变的愿景，你就可以采取有针对性的、有重点的、强有力的行动来实现愿景。这些改变通常从小细节开始，随着时间的推移逐渐变大。这个过程不是你强迫自己去做的，而是你觉得必须做的。

我仍然记得初次在心中意识到我需要做出一些改变的场景。这种感觉以前也出现过无数次，但在那之前，我缺乏理解它的能力。

我和我的一个朋友聊起这件事——我感到当时所从事的职业已经不再适合我了，告诉她这种感觉就好像穿了一件太紧的毛衣一样不舒服。这次谈话开启了我为期 4 年的旅程——先是从事健康教练一职，然后开了一家规模较大的公司，这家公司最终发展为 FLO 生活中心。我那时的个人需求是拓展——不仅因为这与我希望为尽可能多的女性提供服务的使命相契合，还因为作为一名女性，我的天性是创造和拓展。我已经情不自禁地开始预想我下一步能做些什么了。我也没有把握是否一定能成功，但我还是会尝试去做。当把女性能量视为创造的手段时，你就不会只专注于结果。当你致力于以一种创造者的角色生活时，你的热情和欲望会成为你的驱动力。你会积极尝试新事物，在多维度上进行尝试，并不会在乎最终的结果如何。这是因为创造过程本身可以满足人类天性中的内在需求，每个人都会从这个过程中受益，也包括你。

把激发女性能量放在女性健康管理方案的第 5 步而不是第 1 步的原因是，完成前 4 步后，你会由衷地体会到身体在生理层面上发生的变化所带来的力量，这时再谈女性能量的内容，你会更容易理解和接纳。基于前 4 步的基础，我想你已经准备好开始最后一步——激发女性能量。当你致力于激发你的女性能量时，你会在每一天中都体会到创造和拥有健康的激素给你带来的快乐和幸福。

你会自愿做一些维持血糖水平，滋养肾上腺，支持排毒通路畅通，利用月经周期在你的生活，中进行交叉训练，因为这些事情都会让你持续获得女性能量。这是迄今为止你所做的所有努力中影响最深远的。是的，你会因此变得更健康，你也将开辟一番超越你的健康目标的新的天地。当你与你的身体合作时——拥有、爱护和尊重你的身体，你的身体将为你生活中的每个方面都注入一股促成改变发生的内在动力。

如星光一样璀璨的你

我知道现在的你依旧热切地期望改变，因为一旦创造力的能量被激发就会引发更多的欲望和创造力。现在，你已经掌握了通过学习激素语言来改善你的健康的技能，你因此受到鼓舞，想进一步发挥你的创造力。成为改变的推动者是你的生理特质所注定的。我之所以了解你的感受，是因为我也亲身经历过这些，并且我每天都能在我的患者身上看见有创造力的火花在闪耀。如果有人在我 18 岁的时候告诉我，我将成为女性激素健康方面的专家，开设一个为世界各地的女性服务的中心，并最终成为一家线上医疗服务公司的首席执行官，我是绝对不会相信的。是的，正是我的身体和激素将我引领到了这一刻，我知道你的身体也会带你踏上一段超出你想象的精彩旅程。我仍能清楚地记得在我的身体和脑海中产生的感觉，尤其是当我掌握了如何利用女性能量时所产生的感受。这是你自身潜在能量觉醒带来的。你可能会想要将你的需求融入一些有意义的重大改变中，但你可能还不确定应该从哪里着手。你的答案就在这里：从五角星开始。

五角星的 5 个角分别代表着可以为你带来幸福、快乐和满足感的不同维度。虽然每枚五角星的格式相同（下文将详细介绍），但是每位女性都有专属的五角星，因为每个人获得满足感的方式不尽相同。

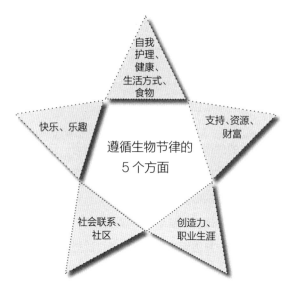

这枚五角星就像内分泌系统一样，当其每个基础部分都得到了悉心照料——你为它的茁壮成长提供了所必需的东西时，你就为自己的幸福和健康生活奠定了基础。你可以将内心的创造欲望用于生活的这 5 个方面，你会发现当这 5 个方面都发挥出最佳作用时，你便处于最佳的状态中，甚至也可以在自身之外创造出变化。通过本书，你已经在与身体建立联系这方面获得了信心。一旦你意识到你可以在身体上创造这种变化，你对改善生活其他方面也会更有信心。你会发现，如果将致力于践行女性健康管理方案的系统方法和干劲用于改变生活，你的生活会焕然一新。

使用五角星图的方法

作为一名女性，我们总是在寻找能够改善生存方式的方法，拓展我们生活的边界。五角星图就是你的新的思考框架。它包含了健康生活计划最基本的要素——你可以用这个计划来评估你在实际生活中的行为，也可以循环使用这个计划。当你感觉到 5 个方面中的某个方面与其他方面不同步时，那就多花些时间在这个方面，直到这个方面得到了改善。记住，不要把这种审视自己做得如何的行为当成一项工作去完成；它应该像玩一样轻松。正如你所认同的，当你给自己的身体提供适当的养分时，身体会启动自愈程序，当你把乐观和充满建设性的能量当作养分注入生活的不同领域时，相信所有正确的大门都会为你敞开。

以下是五角星中的每个角所代表的含义。

自我护理、健康、生活方式和食物。如果你是带着激素失衡问题来阅读这本书的，那么你已经通过我的女性健康管理方案关照这一角的内容了。当这一角涉及的因素处于平衡状态时，说明你已经在按照方案中的计划生活——每天完成计划中的项目，如细心地挑选和购买食物，带着愉快的心情制作健康餐，抽出时间运动，让每个月的计划和生活与你的月经周期同步，练习自我护理，并主动采取措施来保持激素平衡。

支持、资源和财富。五角星的这一角的含义是你在善用女性能量，你可以有效地利用女性能量来获得支持、管理资源和吸引财富。这不仅意味着你可以有意识地对自己的财务问题负责（这点对于你可以毫无后顾之忧地进行创造很重要），还意味着你能更全面地意识到哪些事情可以使你感到充实，以及你所依赖的人是如何帮助你的。做到这些会让你感觉自己已经拥有了一个牢固的支柱，无论你想在生活中创造什么都是可行的。

创造力和职业生涯。你在乎的事情是什么？如果你现在全身心地投入到这个问题的答案指向的那件事中（无论你的答案具体是什么），都说明五角星的这一角的内容在你生活中的参与度很高。当你能积极地投身于此时，你会觉得你的生活充满了意义。如果你尚不确定自己的职业是什么（或者应该是什么），那么每周都要专注于追随自己的创造力和热情，这个过程将引导你找到一个能够让你每天都能投入这些热情的职业。尽管不能找到围绕你的热情展开的职业，但寻找能够让你自己或在团体环境中发挥热情的事情仍然很重要，例如，因你所热爱的事情参加或创建一个会议、课程或组织。无论你的职业是什么，这都将为你的人生带来价值和意义。

社会联系和社区。从社交的最高层次上来说，五角星的这一角涉及你生活中的人，以及你身边那些能够让你拥有最好状态的人。但它还有更深刻的一方面。当你的生活涵盖了五角星中所有其他角——当你生活在创造力中，围绕你的热情设计你的职业和生活时，你会与志同道合的人产生妙不可言的互动，他们会以各种可能的方式鼓舞和支持你，并珍视你独特的天赋。

快乐和乐趣。为自发性事件留出空间，探索新的快乐，富有冒险精神对健康生活至关重要。快乐本身就伴随着风险，但是回报亦可以为你带来最大的快乐。这个角的内容在很多方面都像一座青春之泉，你越是探寻新的体验，就越能在脑中建立新的神经通路（因为你在不断地学习新的技能）。当你深入这个区域时，你会常常问自己，我喜欢……吗？或是我想要做……吗？剩下的部分可以由你的想象力填充，我喜欢自制寿司、制作陶器、旅游、跑步、滑雪、学法语、做园艺吗？寻找问题答案的动力会让你不断地在生活中重新获得快乐，并在这段过程中收获乐趣。

成为生活中闪亮的星：释放自然女性能量

告诉你五角星星图并不是要促使你必须在 5 个方面都做得足够优秀，并尽你最大的努力保持优秀的状态。你的生活在不断变化，你也应该如此。因此，五角星星图的意义在于你能够利用这些方面不断蜕变出新的自己，因为这是你的神圣本性。这个过程十分美妙。当你将精力集中在五角星的一个角时，就会给其他所有角带来新的活力，因此一个角的改变总是能牵动整体的改变。当将爱和注意力投入到生活中的每一个领域时，你就可以以新的、充实的方式成长和发展。

如果你已经将五角星所包含的 5 个方面的元素都纳入了你所创造的有利于身心发展的环境中，那么你的身体现在正以最有力的形式运行。当你要在你的生活和世界中完成这些较大的改变时，你从来没有比此刻更适合与你内心的智慧联系。现在你已经移除了生活中所有会干扰正常生物节律的因素，使激素恢复了平衡，你有无限的机会去实现最深层的梦想，你也拥有实现梦想的力量。你已经能够准确翻译出身体发送给你的各种信号，知道下一步应该做些什么最有利于激素平衡。所有这些都可以浓缩为一个目标：听从内心的渴望，做生活的创造者。问问自己，生活中的哪些事情可以为你带来最多的快乐和强烈的目标感。我最大的心愿是你能创造出梦想中的美好生活。

成功故事：达芙妮·布莱克，44 岁

症状：性冷淡

我从 2005 年开始与 FLO 生活中心合作。当时我超重 9 千克，正在办理离婚，我的整个世界都彻底改变了。在我婚姻的最后 18 个月里，我和我的丈夫几乎没有性生活。终于在我 30 多岁的时候，我鼓起勇气结束了这段关系。在我的女性健康管理方案之旅中，我的女性能量被重新唤醒，这使得我在生活中得到了更多的乐趣、快乐和兴奋感，以及很好的人际关系。我学会了与同事、家人以及约会过的男士建立边界的技巧。我还重返校园，并获得了艺术硕士学位。

通过践行艾丽莎的女性健康管理方案，我意识到对前夫缺乏性欲表明我存在一些更大的潜在问题。我存在一些压力和健康问题（如感染人乳头瘤病毒），这些问题可以很容易地用食物和补剂来解决。但更深层次的问题是，我发现我与我的女性能量脱节了。我不知道如何平衡我的男性能量和女性能量，所以我不仅不能给予我的伴侣他所需要的东西，我也不能得到我所需要的东西。通过应用女性能量原则，我生活的几个方面得到了平衡——尤其是我的职业以及我与家人和朋友的关系。

几年后，我终于遇到了我的梦中情人，我们相处融洽，一切都很合拍，激情四射。我在 2005 年参加了 FLO 生活中心举办的研讨会，我们有一个作业，写下心中理想男性的品质。我坦诚地写下了很详细的想法，包括"他言谈诚恳""他的声音很好听"和"他喜欢做饭"。我本来已经忘了那个清单，但最近在抽屉里找到了。我发现，在列出这张清单的 7 年后，我已经嫁给了我所描述的那个男人。只要一想到这件事我就浑身起鸡皮疙瘩。但我知道，唯有参与了女性健康管理方案的实践，我才得以向这位了不起的男士敞开心扉，因为在这之前我已经在身心上做好了准备。

与艾丽莎一对一时间

保持男性能量和女性能量的平衡，遵循女性能量原则，拥有高效的创造力——作为一名女性应该从哪里开始呢？为了更好地消化这些内容，并且准确地知道现在到底应该做些什么以帮助自己完成调整月经周期、提高生育能力或恢复性欲的健康目标，请列出本章中你印象最深的部分。追随你的自然兴趣实际上可以帮助你发现自己应该从哪里着手，这样改变起来也会更快一些。也许你对日常生活中男性能量和女性能量的平衡感兴趣。你觉得自己体内二者的比例合适吗？多尝试不同的方法（无论是使用男性能量还是女性能量），看看是否会出现更好的结果。如果你突然觉得其中某一条原则特别有价值，那就一定要把这条新原则付诸行动。如果你已经跃跃欲试，期望在改善身体健康之外做出更多的改变，请使用五角星星图，在五角星的每个角中列出一个你期望得到的具体而明确的结果。你可以反复阅读这一章，一直重复使用女性健康管理方案的第 5 步——我就是这样做的！

成功故事：K.C. 贝克，28 岁

症状：痛经、经前期综合征、痤疮

当我 25 岁时，我的健康状况突然开始每况愈下。我长期处于慢性压力之中，并一直陷于情绪波动的暗涌中。我的皮肤上长满了痤疮，我的月经情况也很糟糕。

最终，一位朋友建议我联系艾丽莎，看看她能否帮到我。我认为健康状况是决定能否在生活中取得成功的首要因素，所以我参加了这个项目。

在参加项目的那段时间里确实发生了一些惊人的事情。艾丽莎帮助我改变了我与身体的关系。我从真正意义上开启了与自己身体的对话。食物变成了我获得营养和快乐的源泉，而不再带来焦虑。我的皮肤健康状况也有所改善。我也开始真正明白，在我的生活中，在各种关系中，我一直缺乏边界意识。艾丽莎引导我与自己的情感建立了一种健康美好的关系，我现在非常擅长在别人越过我的边界时表达出我的真实感受。

艾丽莎教会我如何更充分地滋养自己，这种影响延伸到了我生活的方方面面。我的生活因此变得更丰富、更健康、更美好，对此我充满感激。我现在经营着自己的企业，引导其他女性在公共场合发出自己的声音。我还遇到了生命中的挚爱，我知道当我们想要孩子时，艾丽莎的女性健康管理方案也会确保我整个孕期的健康。我希望每位女性都能从艾丽莎的女性健康管理方案中获得宝贵的智慧和指导。

第 3 部分

全面优化

第 8 章 优化生育能力

在以前，如果想怀孕的话，只要和伴侣发生性关系就可以。事情就是这么简单、愉快和自由。如今，情况有些不同了。每 8 对夫妇中就有 1 对面临生育问题，而且 1% 的婴儿是试管婴儿。在这个时代，生育能力是我们女性需要积极保护和保持的东西。我们周围的一切，包括我们体外接触的物品和吃进身体里的东西，都有可能破坏我们的生育能力。

几年前，一位女士因自然受孕困难来到 FLO 生活中心。她曾是纽约证券交易所的一名交易员，每天要处理数亿美元的交易。她非常优秀，但同时面临的工作压力也非常大。她的月经周期很不规律，她几乎没有时间睡觉，平时仅靠咖啡、沙拉和三明治填饱肚子。然而，她完全不相信自己不能怀孕。

我见过太多这样的事例。作为女性，我们一直认为怀孕是轻而易举的事情。我们把太多的精力和时间都放在了避孕上面，我们相信等到时机成熟时，怀孕能迅速而轻松地发生。理论上这确实应该很容易，但别忘了，我们生活在一个复杂的世界里，大家普遍认为，要想在工作上取得成绩，就要以牺牲自己的身体为代价。同时，我们生活在一个充满毒素的环境中，这剥夺了我们与生俱来的拥有健康的月经周期、健康的生育能力、充沛的精力和旺盛的性欲的权利。

好消息是，以基于生物节律的生活方式生活可以维持你的生育能力。无论你现在是否想怀孕，饮食和生活方式的改变都将维持你的生育能力，确保你在想要孩子的时候能成功受孕。首先也是最重要的一点，我的女性健康管理方案可以确保你体内的雌激素以适当的方式排出。因为过高的雌激素水平会扰乱脑与卵巢的对话。血液中的雌激素过量，可能会引发各种症状，从子宫内膜过度生长、囊肿或肌瘤的发展到卵巢早衰，从而导致女性无法成功受孕。而我的基于生物节律的生活方式和女性健康管理方案可以确保身体代谢正常，通过排毒系统排出多余的雌激素，从而真正提高生育能力。基于生物节律的生活方式对整体的内分泌系统和卵巢功能也十分有益，从而可以维持生育能力。这在一定程度上是通过富含水果和蔬菜的饮食方案来实现的，这些水果和蔬菜含有可以滋养卵巢和卵子的抗氧化剂，如谷胱甘肽，这对保证卵子的质量至关重要。（后文将会有更多关于明智的食物选择对生育能力的重要性的介绍。）如今，越来越多的女性希望较晚生育（我们现在也有更大的权力决定生育时间），所以竭尽所能地保护我们的生殖器官对女性来说比以往任何时候都重要。

无论你是正在寻找真正的伴侣还是在积极备孕，是正处于体外受精的第三个周期还是正处于围绝经期的早期阶段并希望怀孕，本章都是为你而准备的。我希望帮助你认识到，你是有能力维持和提高自己的生育能力的。这听起来充满了责任感——的确如此——但这也蕴含着强大到令人难以置信的力量。除了知道哪些食物对成功受孕有重要作用之外，与我共事的女性也惊讶地发现，在备孕时，改变某些习惯或对自己身体的认知会产生如此强大的影响。无论你是想在今年晚些时候备孕，还是想在这十年间的晚些时候备孕，这都是事实。

女性的身体本就是为成功受孕和安稳地度过孕期而设计的。你的内分泌系统本是可以承担所有繁重的工作的。你能做的就是为它清除障碍，让你的激素能够为轻松受孕和成功受孕做好准备。请遵循我的方案中建议的饮食方式，清除家中所有有毒的物品，选择有机食品，增加具有创造力、充满乐趣的运动，并让自己得到充分的休息。在现代社会中，怀孕往往是一个伴随着情绪化和压力的过程。我发现，我的患者采取正确的行动时，所感到的压力会大幅度减少。她们想了解可以主动改善她们身体内部生育环境的所有方法。我想和大家分享一些可以显著提高生育能力的方法。

· 提高着床成功率。我之前提到过一项研究，该研究指出，月经是总体健康状况的指标。如果月经导致的激素失衡问题没有及时得到治疗，则会有各种炎症被引发。无论是自然受孕还是通过体外受精的方式受孕，炎症已被公认为成功受孕的障碍。我们已经知道了食物可以帮助我们减轻炎症并促进激素平衡。从现在着手努力让你的月经周期恢复正常，无论是对保护你的长期生育能力，还是对确保短期内成功受孕都非常重要。这些方法可以帮助你读懂你的身体试图告诉你的关于你的生育能力的信息。如果你注意到自己的身体出现了月经周期相关症状中的任何一种，请立即遵循我的女性健康管理方案。

· 确保平安度过孕期。为了确保安稳度过孕期关键的前几周，一个直观方法就是在月经周期的黄体期观察孕酮水平。首先，要特别关注黄体期的持续时间——是短于 10 天还是长达 12～14 天。如果是这样的情况，那么尽管你可能会成功受孕，但孕酮水平对于维持怀孕状态来说可能偏低。如果你能提前向医生提供这些信息，就能与医生合作以避免出现流产的情况。其次，要记录经前期综合征的症状和症状的严重程度。痤疮、头痛、失眠、乳房压痛、乳房囊肿、腹胀和情绪波动都表明雌激素和孕酮的比例失调。二者的平衡是安稳地度过孕期的关键。此外，请参阅第 139 页的"认识经血：解读你的月经期"部分，通过你的经期的实际情况，进一步确定你的激素状况。

· 识别隐性的生育障碍。除了月经周期之外，观察你的身体还试图告诉你什么，如关于你的激素健康、炎症水平和营养供应水平，所有因素都会影响你能否成功受孕并安稳地度过孕期，还会影响卵子的质量。你的排便情况怎么样？慢性轻度便秘会加剧雌激素的主导作用，而腹泻型肠易激综合征会导致小肠炎症，阻碍关键营养素的吸收。举例来说，如果你的消化系统和排毒系统均不能平稳运行，那么你为了提高血液中叶酸水平而服用的所有补剂都不会产生明显的效果。对你的皮肤进行一次全身扫描，检查是否有痤疮、湿疹、酒渣鼻、皮疹或其他症状。你的皮肤和肝脏有着密切的联系，它会反映出你的肝脏的状况如何。皮肤炎症意味着肝脏堵塞，肝脏堵塞将导致雌激素代谢能力下降，这将破坏激素比例，使激素比例达不到适合胎儿发育的理想比例。你的情绪如何？如果你常感到焦虑、抑郁、易怒和（或）在失眠中挣扎，这表

明你体内维生素 D_3 和 ω-3 脂肪酸的水平较低，这两种营养
素都是促进和稳定激素水平的关键因素，缺乏这两种营养素
还可能导致孕酮水平较低。

· 保持生殖健康。最后，请尽你所能创造有利于胚胎成活的内
部环境。慢性细菌过度生长和性病都与生育率下降有关。慢
性细菌性阴道病、尿路感染和酵母菌感染都会扰乱阴道的酸
碱平衡，一旦阴道的酸碱平衡被破坏，精子进入卵子的过程
就会变得更加困难。此外，要检查自己是否患有人乳头瘤病
毒和衣原体感染这两种极为常见的性病，它们会对为胚胎创
造一个理想的生长环境造成障碍。

在执行我的女性健康管理方案的过程中，你将通过饮食调整优
化激素比例。在备孕时，更要格外注意以下内容。

· 在卵泡期食用发芽和发酵食品，向卵巢输送尽可能多的生物
可利用营养素。

· 在排卵期尽量以生食的方式食用水果和蔬菜，以提高可以促
进卵子健康的谷胱甘肽的水平。

· 在黄体期食用对肝脏有益的根茎类蔬菜（如红薯）及芸薹属
中的绿叶蔬菜（如羽衣甘蓝），确保可以有效地排出雌激素，
并保证雌激素和孕酮处于最佳比例。

· 在月经期补充矿物质，多食用海产蔬菜、牛油果，多摄入有
机动物蛋白质，这可以深度滋养你的内分泌系统，为下一个
月经周期做好准备。

由于孕期这一过程的不确定性，你常常会感到压力和焦虑，与
卵巢和子宫建立更亲密的关系往往是减轻压力和焦虑的方法之一。

可以在冥想时把你的卵巢和子宫想象成一个可孕育生命的容器，天生具有接纳和创造的能力，想象它们正在发光，且健康又快乐。如果你能把注意力放在自我护理上，并将你的养育精力用于管理你的激素健康，那么你不仅会掌握做母亲的必备技能，还会更加享受整个孕期的过程。

为宝宝创造空间

带着生育问题来咨询我的女性通常分为 3 种类型。第一种类型是靠大量的肾上腺素来让自己有精力应对日常生活并支撑着成年以后的生活，就像两端都在燃烧的蜡烛，过度地自我消耗。第二种类型是毕生致力于帮助他人，几乎没有为自己做过什么，如护士和教师。第三种类型是刚停止服用避孕药的女性，她们当中的许多人从青少年时期就开始服用避孕药，这些合成激素一直掩盖了导致她们不良症状的根本问题，而这些问题如今阻碍了她们受孕。所有这些女性都有一个共同点：她们一直没能与自己的身体合作。

作为一名专注于内分泌领域的健康教练，我很荣幸能帮助女性修复她们与身体的关系。修复这种关系是帮助女性克服生育问题和成功受孕最关键的一步。一旦开始学会与自己的身体合作，我们女性可以随时按自己的意愿支配身体——成功受孕或是安稳地度过孕期。

我希望你把月经周期的每一个阶段都当作一个机会，给予你的激素系统适当的营养，在生活中进行交叉训练，为迎接宝宝的到来重新安排生活中各项事务的优先级。我现在要问你一个妇产科医生可能都没有问过的问题：为了顺利受孕，你愿意在生活中做出哪些改变？这个问题很少被大家谈论，因为谈到受孕，我们认为拥有一对功能完整的卵巢就足够了。但每一位在与生育问题作斗争的女性都证明了一件事，受孕往往比精子与卵子相遇更复杂。这是一种情感体验，远不止是进行性生活那么简单。

从消耗精力的角度来看，受孕可能会让你望而却步的原因在于你的生活中没有足够的空间，你现在的生活不允许你有 9 个多月的时间将精力放在一个时刻依赖你维持生命的小生命身上。从身体的角度来看，改变你的生活方式为受孕和胚胎发育腾出空间，对成功受孕至关重要。因为改变你的生活方式意味着放慢生活节奏，而当你放慢生活节奏时，你会向你的内分泌系统（尤其是下丘脑－垂体－肾上腺轴）发送一个信号——你的身体健康不会受到任何威胁，你的身体处于能为发育中的胎儿提供茁壮成长的环境的最佳状态。

要想学会放慢生活节奏，首先要改变生活中各项事务的优先顺序，就像你已经有了一个孩子一样生活。我在受孕困难的女性身上常看到一个问题，即过度消耗自己。这常让她们感到精疲力竭，无法成为胎儿赖以存活的容器。实际上，一旦你开始照顾孩子，那些曾让你感到心力交瘁的事情最终会变得不再重要，并被忽略。现在就使用第 5 章中学习到的交叉训练工具，重新确定生活中各种事务的优先顺序。试想一下，如果你已经有了孩子，你会如何生活。当然，这并不意味着要放弃每周六晚上和闺蜜们的聚会时间，取而代之要在家看孩子。相反，这意味着要学会拒绝那些超出你能力范围之内的事情，从而避免感到精疲力竭，这样你的皮质醇水平就可以保持平衡，肾上腺就可以保持健康。这意味着你要学会设定一个边界，不要总是把所有人的需要安排在自己的前面，而要留给自己一些精力来准备和食用适合自己的食物，以防发生低血糖。这意味着要将自我护理（无论是做营养餐、慢跑还是放松地洗澡）纳入日程，并像对待其他约会一样坚持下去。当新的事务出现时，问问自己，这项活动会为我充电还是会耗尽我的能量？尽量减少去做那些会消耗精力的事情，因为它们也会损害你的健康，最终影响你的生育能力。开始从一个新的角度审视你的生活：假如你明天发现自己怀孕了，为了给宝宝腾出空间，你需要停止哪些过度消耗你精力的事情。

有益于提高生育能力的食物和补剂

最近的研究表明，选择特定的食物的确可以促进女性生殖系统的健康，增加女性成功受孕和安稳地度过孕期的概率。最近的一项研究发现，女性的臀部和大腿的脂肪组织中储存着 ω-3 脂肪酸，胎儿在子宫内的发育正需要依赖这些脂肪组织。所以早在受孕之前，你的饮食对于为胎儿创造一个最佳的环境就已经至关重要了。由于身体无法合成 ω-3 脂肪酸，所以这种营养素来自我们所摄入的食物。最近的另一项研究发现，姜黄中的活性成分姜黄素，具有强大的抗炎作用。炎症会损害卵子中的遗传物质，因此在饮食中摄入姜黄可以保护这种遗传物质，使流向卵巢的血流量增加，从而保持卵巢健康，并增加成功受孕和安稳地度过孕期的概率。

食物的选择不仅对希望自然受孕的女性至关重要，对接受体外受精等不孕症治疗的女性也同样重要。一项全新的研究发现，饮食习惯还会影响女性在接受体外受精等不孕症治疗时的成功率。在哈佛大学的一项研究中，研究人员发现，摄入饱和脂肪酸较多（主要存在于红肉等中）的体外受精的女性的成熟卵母细胞（形成卵子的细胞）相对较少，这减少了她们成功治疗不孕症的可能性。摄入单不饱和脂肪酸（主要存在于坚果及坚果酱、种子、牛油果中）较多的女性成功受孕的可能性是摄入量较少的女性的 3.5 倍。另一项在丹麦进行的研究发现，与完全不喝咖啡的女性相比，每天喝 5 杯以上咖啡的女性通过体外受精受孕的概率降低了约 50%。这并不让我惊讶，因为过量的咖啡因会影响血糖，过度刺激肾上腺，影响排毒，所有这些都会扰乱你的激素平衡。

体外受精和卵子冷冻

体外受精的过程对卵巢的压力非常大，而且，正如文献所记载的那样，它并不能完全确保会成功受孕。虽然它对一些女性来说很有帮助，但通常情况下，从医学上讲，个体女性不孕的原因尚不清楚。无论你最终是否选择了这条道路，最保险的措施还是用食物滋养卵巢，并按照我的女性健康管理方案中的建议保持激素平衡。我见过很多在接受了 3 ~ 5 轮体外受精后来到 FLO 生活中心的女性，她们的身体和夫妻关系都受尽了情绪波动的折磨，由于她们的卵巢被过度刺激，医生建议先中断治疗。对你来说，在进行多轮体外受精之前，考虑一下用食物滋养卵巢，这对卵子质量和储备的影响是很重要的，因为你的身体需要获得必要的营养支持才能受孕成功。营养学研究已经证实了某些食物对体外受精过程以及提高卵子质量有着巨大的影响。如上所述，在接受体外受精治疗的过程中食用牛油果（富含优质的单不饱和脂肪酸）的女性成功受孕的概率已被证实会比那些没有摄入足量的单不饱和脂肪酸的女性成功受孕的概率高 3.5 倍。改变饮食真的有用！咨询生育专家后，你会惊讶于这种显而易见的简单的信息自己原来怎么不知道呢。我听过太多女性询问医生关于这方面的建议的故事，她们最多被告知要避免摄入咖啡因和酒精，考虑到上述研究，这也确实是一个非常好的建议。请永远不要对你的医生感到失望。他们都是极其熟练的技术人员，在体外受精和生殖内分泌学的领域里，他们都是保证你受孕过程顺利的可信赖的盟友。然而，只有当更多的文献研究和更多的功能营养学知识在医学院普及授课时，医生才有可能把我所说的这些信息提供给你。在目前的医疗体系中，患者不仅在药物选择方面相对被动，在治疗和康复过程中也相对被动。但我深信在将来，医生会为所有接受体外受精的女性开出一个药方（即女性健康管理方案）作为她们改变的第一步。就像你在孕期想给自己吃最好的食物一样，在受孕之前，你也要给你的卵子和卵巢准备营养密度最高的食物。一个健康的宝宝来自自然和营养的组合——他的 DNA 和母亲的饮食。如果你正在考虑体外受精或卵子冷冻，并且担心卵巢可能会被过度刺激，那么考虑目前你对激素的敏感程度（例如，对你来说，找到一种对你的身体有效的药物是容易的还是困难的）是很重要的，因为这样可以很好地反映出你对注射激素的耐受程度。

卵子冷冻在许多方面与体外受精过程相似，二者最明显的区别是卵子冷冻省去了立即植入的步骤。虽然越来越多的女性开始选择卵子冷冻，但卵子的存活率数据仍有待确定。研究表明，"储存卵子"时的年龄越小，卵子的存活能力越高（30 岁以下最好）。然而，现实是，大多数女性在接近 40 岁时才开始考虑这件事情。因此，假设你在接近 40 岁时才考虑卵子冷冻，那么对你来说，遵循女性健康管理方案就显得更加重要了，要确保你的身体在决定植入和尝试受孕的那一刻就已经做好了准备。

还有一个关键因素可以解释为什么饮食对生育能力很重要：压力。如上文所述，你的下丘脑和垂体必须从肾上腺接收到目前没有任何事情会对你的健康构成威胁的明确信号，这样才有助于成功受孕。然而，如果你的饮食缺乏营养，你的肾上腺会将其识别为一种内部压力，这种反应使得脑收到信号，认为现在可能对你或是对宝宝来说都不是受孕的理想时间。这是因为，当压力很大时，你的皮质醇水平会升高，而脱氢表雄酮的水平会下降。许多其他的激素，包括孕酮和雌激素，都是由脱氢表雄酮激素产生的。因此，实际上是内部压力干扰了成功受孕和足月分娩所需的最佳激素环境。

你的身体需要多种复杂的营养素才能发挥最佳功能。当身体没有获得足够的营养素，或者吸收了太多不利于健康的营养素（如饱和脂肪酸和精制碳水化合物）时，你的身体就会产生压力，正如前面描述的一样。更重要的是，当身体的各个器官致力于把这些不利的物质从身体中排出时，它们就没有多余的精力或能量来帮助你受孕。好消息是，虽然你能控制的外部压力源（如完成某项工作的紧迫的最后期限和可怕的老板）很少，但你可以通过食用高质量的食物来尽量减轻内部压力（这反过来也有助于减轻外部压力可能会造成的潜在损害）。

本书中所介绍的饮食和生活方式方案旨在纠正任何可能会阻碍你受孕的身体障碍和潜在的激素问题。除了饮食习惯和生活方式的改变，下面列出的食物对提高你的生育能力也有益处（包括那些富含 ω-3 脂肪酸、姜黄素和单不饱和脂肪酸的食物）。

十大最受女性身体喜爱的可以提高生育能力的食物

尽可能多地把下面这些食物加入你的日常饮食中，它们含有多种可以提高生育能力的营养素。

- 荞麦。这种谷物富含 D- 手性肌醇化合物，已被证实能降低胰岛素和睾酮水平，提高排卵率，从而提高生育能力。

- 绿叶蔬菜。菠菜、羽衣甘蓝、卷心菜和长叶莴苣等绿叶蔬菜都富含叶酸。叶酸对维持卵巢健康至关重要，可以降低胎儿出现脊髓缺陷或脑缺陷的风险。它们还富含维生素 E、镁和钙，可以维持月经周期的健康。

- 鹰嘴豆。只食用一份这种豆类就可以维持适当的维生素 B_6 水平，这对维持健康的孕酮水平以及促进精子和卵子发育至关重要。

- 蜂蜜。所有种类的蜂产品都可以，尤其是蜂花粉和蜂王浆（蜂王最喜欢的食物）——一种极具特色且营养丰富的化合物。当工蜂给蜂王喂食蜂王浆时，蜂王每天能产下的卵多达 2000个。蜂花粉在备孕时有助于增强卵巢的功能。

- 鸡蛋。这种自古就象征着生育能力的食物有时会莫名地背黑锅。不要害怕食用蛋黄！散养母鸡的蛋的蛋黄含有维生素D，这对维持健康的排卵功能至关重要。

· 葵花籽。葵花籽富含锌，可以使身体更有效地利用生殖激素（雌激素和孕酮），也有助于DNA的生成以提高卵子质量。

· 三文鱼。三文鱼富含ω-3脂肪酸，有助于调节激素和促进排卵，同时使宫颈黏液和流向生殖器官的血液增多。

· 牛油果。牛油果富含单不饱和脂肪酸，这已被证明对体外受精有积极影响。

· 肉桂。肉桂可以抗菌和改善消化功能。此外，肉桂还含有一种化合物，可以使脂肪细胞对胰岛素更敏感，增加排卵率。

· 姜黄。这种香料能促进生殖系统的健康；根据中医的说法，姜黄同其他"温性"香料，如香菜、孜然、小豆蔻和黑胡椒一起食用，有助于驱散生殖器官中过多的湿气。它有助于创造一个干燥、温暖的适合受孕的内部环境。

激素增强补剂

下次去看妇产科医生时，请医生给你做一个血液测试，测量一下与受孕过程密切相关的各种激素，如孕酮、雌激素、卵泡刺激素和黄体生成素的水平。医生可以对这些信息加以解读，帮助你了解你的激素水平。一旦你获得了这些数据，就可以就根据下面的建议找到适合你的补剂，这些补剂将在短期内起到使你体内激素保持平衡的作用。你可以尝试连续使用这些补剂1～3个月。

· 雌激素水平偏低。建议服用当归。当归属于伞形科。服用当归的根部有助于平衡雌激素水平，进而促进子宫内膜组织的健康。子宫内膜组织是胚胎发育所必需的，雌激素水平较低会导致子宫内膜组织生长发育不足。

· 孕酮水平较低。从排卵期到月经周期的第 28 天，在身体皮肤最薄的部位（如肘部和膝盖后面）以及下腹部，涂抹野生山药植物精华霜。它能自然提高孕酮水平，帮助子宫内膜保持原状，从而成功受孕。

· 卵泡刺激素和黄体生成素水平异常。每天服用圣洁莓补剂。该补剂是从圣洁树的果实和种子中提取出来的，可以促进垂体分泌卵泡刺激素和黄体生成素。

想要怀孕的女性，在月经周期的 4 个阶段中，要特别注意你的阴道分泌物。在排卵期，分泌物应呈透明澄清状态，像生鸡蛋清一样。如果你的分泌物如此，那对你的生育能力来说是个好现象。在这一阶段，卵子完全处于准备受精和着床的位置，所以可以每天一次性生活，连续 2 ~ 3 天。性爱过程中产生的高潮会让你的体内充满催产素和一氧化氮，从而提高你受孕的机会。

极富创造力的身体

除了腾出空间和重新安排各项事务的优先级来减少生活中的压力（以及压力对下丘脑－垂体－肾上腺轴、排卵和激素分泌的影响）外，我还建议你在与子宫有关的生活领域之外也培养一种生育意识，换句话说，要有创造力！

你可能还没有意识到，不管你有没有孕育过生命，你每天都在进行创造。我深信，作为女性，我们的天职就是在生活的各个方面进行创造。更重要的是，我们当中的许多人其实一直在非常频繁和轻松地进行创造，但我们都没注意到自己所创造的东西，甚至错过了欣赏它们的机会。2007 年，麦肯锡咨询公司的一项研究发现，该公司高层管理者中女性数量占多数的公司表现最好。2011 年，《哈佛商业评论》上发表的一项研究报告称，在职场中，女性成员越多，团队的集体智慧就越高。毫无疑问，在我看来，这两个发现都得益于女性天生具有的创造力。使团队获得提升的原因不仅在于女性拥有创造新想法和新机会的能力，还得益于女性拥有能够促进职业环境和人际关系发生改变的能力。

处于围绝经期的你还有自然受孕的机会吗？

有。从理论上讲，女性在 35 ~ 44 岁的这段时间属于进入围绝经期的第一阶段，但在这段时间内自然受孕仍是完全有可能的。虽然你的孕酮和雌激素水平在这时开始下降，但这是一个非常缓慢和渐进的过程，尤其是在这个阶段的早期。你越早开始践行我的女性健康管理方案，这个过程进展得就会越慢，因为你一直在以一种非常积极的方式维持这些激素的比例。遵循我的方案也可以帮助你冷静地看待自己的生育能力，因为你知道自己正在尽全力使生育能力得到优化。（备孕会给许多女性带来压力，你可能从个人经历中也对此有一些了解，而低压力水平对保持肾上腺和激素的健康分泌至关重要。）

除了遵循方案之外，一定要接受我在本章中提出的建议——从身体和精力的角度进一步支持你的生育能力。尤其是要在饮食中加入大量可以提高生育能力的食物，以确保你的生殖器官和激素水平处于最佳状态，这样就能成功受孕并维持健康的孕期。

如果你现在处于围绝经期并希望自然受孕，这里有一些额外的建议。

- 进行一次全面的血液检查。尽早发现任何激素问题并解决它们，给自己充足的时间自然受孕，这一点很重要。
- 进行子宫按摩。这种形式的按摩可以改善血液循环和各个生殖器官之间的系统循环，还可以消除任何可能会干扰受精的物理粘连。保证生殖路径畅通是实现自然受孕的关键。
- 针灸疗法。技术娴熟的针灸师会从任脉下手治疗——中医认为任脉是与受孕相关的经络。
- 避免久坐。30 多岁的女性可能正处于职业生涯的全盛时期，每天会花很多时间坐在办公桌前。这会减少子宫和生殖器官的血液循环和所需的营养，所以每小时要休息一下，站起来走动走动。这将有助于防止该区域出现任何不畅通的情况。

要有意识地关注你在生活中的创造，我将其称为培养生育意识的过程。它使你能够注意到自己所创造出的东西，并意识到这些东西是有价值的，值得你投入精力、时间、资源和努力。当你开始关注（并尊重）你每天创造的东西时，你就进入了自然的生育状态，你的能量会与你每天做出的类似"受孕""孕育胎儿"和"分娩"的行为相结合。培养一个有生育意识的头脑意味着生命的升华。当你在使用我的女性健康管理方案努力改善你的内分泌系统的功能时，你也同时让自己和你与生俱来的创造力融为了一体。

　　你不需要做到像玛莎·斯图尔特那样会装饰，也不需要把家装饰得能够登上杂志才觉得自己创造了些什么。你在日常生活中创造出的东西可能并不是那么容易被察觉。在最近与一位老朋友的电话交谈中，我注意到她的情绪有些消极。我只用几句话，就把我们的谈话转向了一个更加积极的方向，因此我们并没有在谈话结束后感到精疲力竭，而是感到精力充沛，关系也更加亲近了。我在我们的谈话和我们的关系中创造了这种积极的转变。利用这种创造的心态，在我们谈话时我思考了一下我在那一刻能创造出什么，当看到这确实让我们产生了不一样的感觉时，我感到非常高兴。

　　无论你是否在备孕我都鼓励你去尝试一下这个练习：问问自己，我在生活中做的哪些事情可以被认为是由我创造的？也许你擅长创造机会，如每个月组织闺蜜们共进晚餐。也许你特别擅长制作美味佳肴，并与你爱的人分享。度过一天后，记下那些由你创造的事情。你很快会意识到，你已经做好了创造和维持一个生命所必需的身心准备，从情感到生理上都使成功受孕的概率增加了。

成功故事：凯蒂·雷默，32 岁

症状：不孕症

　　在 2009 年我第一次去 FLO 生活中心之前，我已经吃了十多年的避孕药了。我十几岁的时候，每三四个月才来一次月经，所以我的医生让我通过吃避孕药来调整月经周期。但我一直希望有一天能有个孩子，我不想一辈子都依赖避孕药。我也不想让合成的药物一直控制我的身体，我想和我的身体和平共处。而这正是我在践行艾丽莎的女性健康管理方案时所领悟到的。其中的营养信息非常有用，我至今仍在继续使用它。但我获得的最重要的东西是学会了与身体合作。我开始明白，虽然我的周期有些特别，但它们是属于我的一部分。

在 2010 年，我和我的丈夫决定要一个孩子。在见过我的妇产科医生后，一股挫败感涌上心头。他告诉我，由于我的月经周期不规律，我可能需要服用克罗米芬这类促排卵的药物才能受孕。然而，由于我在践行女性健康管理方案时学到了一些相关知识，我知道我正在排卵。甚至不用测量体温，我就知道如何通过一些迹象，如排卵期时身体发生的变化，判断出我的身体正在发生什么。我和我的丈夫决定在考虑医疗干预之前，先尝试自然受孕。之后我们做爱了几次，7 周后我发现自己怀孕了。我那时真的确信我可以怀孕，因为在备孕之前我已经对自己的身体有了很充分地了解。

卫生、X 线、细菌与长期生育能力之间的关系

提到生育能力，与我一起工作的女性要么在积极尝试自然受孕，要么想知道如何长期保持生育能力以在想受孕的时候可以成功受孕。

避孕药、性病和生育能力之间的关系

避孕药除了会掩盖那些抑制生育能力的潜在激素问

题，还会以另一种方式损害你的生育能力，即给你一种虚假的性安全感。我发现很多女性会认为，由于避孕药可以降低受孕的风险，所以在性爱时可以不使用避孕套。虽然我现在这么说听起来像是社会公益宣传，但你要知道，避孕药并不能预防性病。衣原体感染和淋病等性病本身会给你的健康带来很多的问题——它们会导致盆腔炎这种"无声"的疾病，永久性地损害输卵管、子宫及其周围组织，在没有任何身体预警的情况下导致不孕。虽然我完全赞成尽可能多地获得性快感，但研究表明，女性的性伴侣越多，其患盆腔炎的风险就越大。这是因为性伴侣多意味着暴露在感染中的概率会增加，进而会诱发性病。除非你处于一种忠诚的、长期的夫妻关系中，并且双方的性病检测结果均为阴性，否则无论你是否服用避孕药，为了保护你的生育能力，在性爱过程中都一定要使用避孕套。

有大量证据表明，长期接触化学物质、辐射和细菌会损害生育能力。在我的女性健康管理方案的基础上，改变一些重要的生活方式可以保护你的生殖器官、激素和卵子质量。对于想要维持生育能力的女性，以下是我的四大建议。

· 使你的子宫保持快乐。在性爱时一定要使用避孕套，哪怕你已经结婚或处于长期的固定关系中。这将大大减少子宫暴露在细菌中的风险，细菌对子宫的侵扰是成功受孕的巨大障碍。同时，使用避孕套也可以保护你远离性病、细菌性阴道病、尿路感染和慢性酵母菌感染等妇科疾病，这些疾病会破坏阴道的酸碱平衡，导致子宫内细菌过度繁殖。如果这些疾病没能及时得到治疗，它们会成为你成功受孕的障碍。即使你和你的伴侣都是非常健康的人，子宫内的酸碱平衡也会被精子所携带的微生物破坏，但不会表现出任何症状。

· 将有毒清洁产品替换为天然清洁产品。尽可能避免接触内分泌干扰物。对家中使用的和涂抹在皮肤上的所有产品都要保持警惕。这些毒素会在你的体内积聚，慢慢扰乱你的内分泌系统。尽管你可能不会注意到那些症状，但它们仍可能会对你的生育能力造成严重破坏，你可能只有在受孕总是失败时才会意识到这些。

· 每天使用牙线。保持良好的口腔卫生。每天刷牙 2 次并至少用牙线清洁牙齿 1 次，每 6 个月看一次牙医。西澳大利亚大学 2011 年的一项研究发现，患有牙龈疾病的女性平均需要 7 个月才能成功受孕——比没有患牙龈疾病的女性平均所需时间要多 2 个月。引起牙龈疾病的细菌可以随着血液循环遍布全身，引发炎症反应，几乎可以损害每个器官的组织，包括心脏和生殖区域。注意：尽管定期去看牙医很重要，但不要过度频繁地接受口腔的 X 线检查。尽管牙医经常建议每次就诊时进行某种 X 线检查，但你应该将其限制为每两年做一次。随着时间的推移，即使是小剂量的 X 线辐射也会对你的甲状腺造成损害，使激素水平发生改变，从而影响你的生育能力。

· 更安全的机场安检。在机场不要使用新的 X 线扫描安检门（普通的金属探测器可以），而是询问工作人员可否用金属探测器对你进行单独检查。X 线扫描仪所发出的小剂量的辐射会影响内分泌系统的所有器官和腺体，随着时间的推移可能会对它们造成损害，这对经常旅行的人来说影响更大。使用金属探测器检查时，女性乘客通常会由女性工作人员进行检查，大约只需要 3 分钟，所以请考虑把它规划到你的旅行时间内。

我们通常认为怀孕很容易。其实，怀孕这件事有时会令人感到沮丧、恐惧和充满压力。在这一章中，我们从整体上审视了影响生殖健康的所有因素，认识到自然受孕不是一件想当然的事。正如成功的减重需要结合多种方法一样，生育也是如此。我们必须遵循女性健康管理方案，减少与内分泌干扰物的接触，与主治医生合作，尽早进行激素评估，无论是否要进行体外受精，都要确保我们的饮食营养丰富、包含有助于提高生育能力的食物，并养成一种生育心态，我们如果能够使用这种滋养方式滋养身体，并将母性能量传递给我们自己，我们就可以在生活的其他领域进行创造，同时我们的身体也可以为受孕做好最佳准备。一些患者发现，把注意力放在自己能影响的事情上，可以极大地减少伴随生育挑战而来的压力，从内分泌角度来看，这种压力反过来又会削弱生育能力。你的身体就是一项投资，请在遵循我的女性健康管理方案生活的同时与你信赖的医生并肩合作。无论你选择自然受孕还是体外受精，你都必须承担起提高自己的生育能力的责任。

产后恢复方法

在怀孕期间，激素会发生非常多的变化，在产后感觉到身体在和你作对是很正常的。当你所食用的食物能够滋养你的内分泌系统时，享受这段初为人母的旅程就变成了顺理成章的事情。然而，许多女性在怀孕期间身体压力过大、疲惫不堪，产后发现自己激素水平偏低，感到精疲力竭、抑郁，以及身体不适。这些症状的根源都可以追溯到食物上。血清素、多巴胺和去甲肾上腺素等神经化学物质有助于维持情绪稳定。我们体内大部分的血清素是在小肠中产生的。从食物中获得的关键营养素维持着我们脑的健康和心理健康。所以，在婴儿出生后，为了你的情绪健康，关注饮食是至关重要的。考虑到 9 个多月以来，你一直在与腹中成长的小生命共享你的微量营养素，且在婴儿出生后，你还会母乳喂养一段时间。这两种情况都需要大量的营养支持。例如，所有有益于宝宝脑发育所需的微量营养素都是你所需要的。对女性来说，在怀孕期间服用优质补剂是非常重要的，且在产后服用也同样重要，尤其是你想恢复到更健康的激素状态的话。我认为 ω-3 脂肪酸、维生素 B、维生素 D_3、钙和镁是有产后抑郁症、疲惫和性欲低的问题的女性的最佳选择，请同时将我的女性健康管理方案中推荐的全谷物、优质脂肪和膳食纤维加入饮食中。这些营养素有助于促进血清素的生成，滋养因长期睡眠不足而过度劳累的肾上腺，并有助于让雌激素和孕酮保持平衡。关键是要认识到，你必须像在孕期时一样谨慎饮食。你所食用的食物依旧在喂养两个人，只是喂养的方式不同。每个母亲都知道，当母亲幸福健康时，家里每个人都会幸福健康。

与艾丽莎一对一时间

让我们积极行动起来。你现在想怀孕吗？是否要进行体外受精？

是否想确保自己在备孕时不会遇到问题？首先要找出本章中提到的你需要注意的事项。你可以从哪里着手呢？准备好扔掉洗衣粉、烘衣柔软纸、漂白剂等清洁剂了吗？准备好使用牙线和食用有助于提高生育能力的食物了吗？也许你现在只需要专注于方案中最基本的内容。把你的注意力聚焦在这些地方，同时远离让你不知所措的事和压力，这对你的备孕至关重要。

如果你正在积极备孕，我希望你开始练习与你的子宫和卵巢建立更深的连接。把你的子宫想象成是一个美丽的器皿或容器，想象着光和能量正在其中不停旋转。把这里想象成是一个适合孕育新生命的最神奇的地方。在睡觉前几分钟闭上眼睛，将一只手放在小腹上，然后在入睡前练习这个冥想。这不是一个很难的练习；你可以通过深呼吸，使身体与你想怀孕并成为母亲的意识融合在一起，从而增加流向生殖器官的血流量。

最后，我希望你能在你的生活中选择一个与健康无关的领域，可以富有创造性地表达自己的领域。你小时候的爱好是什么？在接下来的一个月里，致力于做一些让你觉得富有创意的事情——跳舞、唱歌、写作、绘画、手工、烹饪、演奏乐器——任何你觉得可以表达你的创造力的活动。然后，观察你体内的能量是如何变化的。

成功故事：丽莎·玛丽·赖斯，36岁

症状：不孕症、多囊卵巢综合征、产后抑郁症

　　在结婚之后，我和我的丈夫想生一个孩子。在停止服用避孕药几个月后我仍然没有排卵，所以我去看了妇产科医生。超声检查结果显示我患有多囊卵巢综合征。我的情绪像过山车一样。当时我开始服用和注射药物，每天接受超声监测。在第一次怀孕后，我流产了，在两年半后，我终于又通过体外受精怀上了我的儿子。在家陪伴孩子的日子里，我注意到我又出现了多囊卵巢综合征的症状。体重的持续增加使我再一次感到沮丧。

我从我的一个朋友那里知道了 FLO 生活中心，并在网站上默默关注了几个月，后来我报名参加了艾丽莎提供的免费远程课程。我当时真的不确定会发生什么。我其实还想通过自然受孕再要一个孩子，所以我想如果现在参加女性健康管理方案，也许可以免去第一次怀孕时经历的那些痛苦。

完成课程后，我来月经了！并且从那时起，我的月经一直很规律。完成这个课程 6 个月后，我的皮肤变得干净了，血液循环也恢复了正常，卵巢也恢复到了正常大小。我的妇产科医生也感到很惊讶！她走进检查室就注意到了我身体的变化。在做常规超声检查时，她发现我所有的卵巢囊肿都消失了。我记得医护人员对我说，"我现在在看你的卵巢。"我当时很纳闷，因为我看不见它们在哪儿，我过去只能通过卵巢上的囊肿来判断哪里是卵巢。现在我找不到囊肿了，我不停地问："我的卵巢在哪里？"我丈夫欢呼道："你的囊肿不见了！"

然而，这一切并不是我的故事中最令人惊叹的部分。

当我儿子大约 1 岁时，我们开始考虑给他生一个弟弟或者妹妹。2 个月后，我们便怀上了第二个儿子。我们曾经被告知，鉴于我的历史，我们可能较难自然受孕，正是因为我按照基于生物节律的生活方式生活，我才能够如此轻松和快速地受孕。

怀孕过程非常顺利，没有什么意外发生。我并没有像生完第一个儿子之后那样患上产后抑郁症，不仅如此，我还能够进行母乳喂养。两年后，我仍然在按照方案中的方法饮食，我感觉很棒。

我当时参加 FLO 生活中心的课程的目的是希望他们能告诉我如何通过饮食使我变得健康且不再依赖药物怀孕。我不仅得到了这些，我还学到了更多。我学会了如何过上充实而健康的生活。

第 9 章　重获性欲

　　女性性欲急剧下降不再只是因为年龄的增长。如今，压力因素不仅会破坏你的月经健康和生育能力，而且还会使你的性欲受到影响。我发现很多 30 岁左右的年轻女性也开始出现精神不振的症状，并开始与下降的性欲作斗争。大多数女性认为性的发生是自然而然的事，像怀孕一样；只要一个吻，膝盖就会变软；只要想到性，就会激情四溢，随时可以扔掉帽子（或文胸）；然后，一旦发生性爱，自己可以轻而易举地达到高潮。如果没有在她们认为合适的时间里达到高潮，她们就会担心自己会让伴侣失望。所以她们要么假装高潮，要么把注意力转移到伴侣的快乐上，完全放弃了自己的快乐。

　　一个大雨滂沱的晚上，我在马萨诸塞州安多弗市为一个亲子网站开展了一场名为"辣妈激素"的讲座。虽然我在两个月前就订好了这次讲座，但雨实在太大了，我确信肯定不会有人来参加了。因为在现在的曼哈顿，这个时间加上这种糟糕的天气意味着能来出席的人很少。令我大吃一惊的是，不仅每个人都来到了现场，而且我们还不得不搬来更多的椅子，当我起身发言时，房间里已经站满了人。我特别想知道为什么会这样！我告诉她们我以为今天晚上天气这么恶劣不会有人会来参加了，我询问她们是如何做到在有工作、孩子、丈夫和家庭需要照顾的情况下，在这个狂风暴雨的周五晚上抽身前来参加讲座的。她们异口同声的回答当真把我逗乐了。原来，为了支持妻子能来参加这个关于女性在产后或成为母亲后失去性欲的讲座，她们的丈夫今天特意抽出时间来做饭、喂孩子。来参加讲座的女性从 30 岁到 50 岁不等，有着大致相似的经历。她们因为怀孕而紊乱的激素水平其实从未正常过，她们在怀孕前没有意识到或没有成功改善的激素问题在产后变得更糟，现在她们几乎没有时间和精力来顾及她们消失的性欲问题。虽然丈夫们努力让自己的妻子"再现激情"的事情听起来有些滑稽，但我知道那个房间里的女性想要的其实更多。我希望看到我们作为女性想要更多，因为正是渴望改变的能量创造了一切。这些女性想知道如何修复自己的身体以便使精力更充沛，情绪更稳定，可以更充分地享受生活；当然，性和性欲也是其中的一部分。在那天晚上我确信能帮助她们，因为我在讲座中所说的，以及我在本章中将要告诉你的，是恢复和维持性欲的所有方法。这不仅是关于能否达到高潮的问题，还是关于能否更有精力地享受生活的问题。这些女性心里早就知道，一个好的方法应该是与她们的直觉相匹配的，并且很容易学习掌握。后来我得知，她们的丈夫对于他们投入的回报非常满意。我也为她们的愿望得到满足而鼓掌——聪明的男人都知道，当他的伴侣感到快乐、健康、满足时，他们的关系也会更加亲密。

在过去多年的实践中，来找我咨询的各个年龄段的女性都有着相同的需求。在这里我会为大家制订一个计划，让你的性欲引擎一生都能快乐地运转。当然，我将从扩展我们对性反应的认识开始，这超出了我们大多数人从杂志或者更糟糕的是从色情作品中得到的信息。我将向你展示如何根据月经周期中不同阶段的特点选择不同的性爱模式，这样你就可以更有效地利用你的自然能量储备。然后我会和你分享最有益的补剂和食物，帮助你启动性欲。最重要的是，我将引导你每天寻找机会为自己创造愉快的（非性）体验，这样当你渴望愉快的体验时，就可以让自己充满活力。

当你了解到很多女性对她们的性经历的假设时，你会发现她们的假设非常局限。这些假设反映出人们对性反应是什么以及它是如何运行的都缺乏了解——造成这种思维定式的原因可以追溯到大多数女性对身体的静态看法：身体系统应该在你生命中的每一天以同样的方式在同样的水平上运行。下面我将帮你消除这个误解和其他一些认识误区，帮助你更好地理解性欲的奥秘，这样你就可以创造出更有趣的性体验。

对性欲最有害的误解就是认为性完全存在于你的头脑中。我已经厌倦了女性被告知她们的性反应完全存在于头脑中，因为这只是整个事件中的局部问题。研究表明，在观看任何类型的色情文学时，女性的身体都会出现性唤醒的迹象，虽然在那一刻，她可能不想性爱；如果她正在看色情电影，她的身体会做出相同的反应。你在脑子里想到性时不一定有享受性爱的情绪，但你的身体会为此做好准备。这意味着存在一个可被利用的反馈通路。你的身体可以提前为性爱做好准备，当你的脑接收到相关信息时，它会做出相应的反应，让你的精神和身体处于唤醒状态。所以，如果你已经听够了这样的话，例如，"如果你不满脑子想着你明天要买什么菜，或者不再担心你的大腿是不是太粗，你的性爱就会变得更愉快"，那么你现在可以完全换一个角度看待这件事并付诸行动。无论今天是什么引发了你

238

的性欲，好消息是身体每次都能引导脑获得一种令人不可思议的性体验。这将是你努力实现的更深层次的一次实践——当与你的身体一起生活时，还有什么比在性爱上进行探索更有趣呢？

在我深入讲解你的性反应生物学原理之前，我想先说明一下，无论你现在处于何种关系中，或者你根本没处在任何关系中，本章中的所有信息对你而言都是适用的。这些内容是关于你自己的。我将要给你的工具是让你享受自己的身体。在我看来，只有当你一直练习如何享受自己的身体时，你和别人在一起时才能感受到乐趣。这是一个很大的区别，因为许多女性把性视为取悦伴侣的一种方式。如果你想拥有健康的性欲，你只需要取悦你自己。只有这样，你和你的伴侣才能获得更愉悦的性爱体验。你在性欲体验方面扮演着重要的角色，除了你没有人有能力能让你对性充满渴望。其他人可以提升你的快乐水平，但最初的性欲能否被开启源于你一天中为自己所做的事情。

身体对性的反应

性反应是一个惊人的、高度精细的过程，是数千年进化的结果。20 世纪 60 年代，两位科学家威廉·马斯特斯和弗吉尼亚·约翰逊对一万多次的男性和女性的性行为进行了研究，目的是要找出构成性反应事件的确切顺序。他们发现，不仅女性之间的性反应非常相似，就连男性的性反应阶段也和女性相似。

唤醒期。有时被称为兴奋期，可以持续几分钟到几个小时不等。在此期间，血压水平会升高、心率和呼吸频率会加快。血管扩张，以便使与性爱有关的所有组织——乳头、阴蒂、阴唇和阴道充血。阴道壁上的腺体开始分泌润滑液，你会感觉到下体很湿润。

持续期。这个阶段是唤醒期的延续。与性爱有关的组织在这个阶段肿胀得更厉害。血压水平持续上升，心率和呼吸频率持续加快。阴蒂变得更加敏感。阴道壁的肌肉变得紧绷，阴道口直径变小。你可能会不由自主地发出呻吟声或喘息声。

兴奋期。阴道润滑度增加，阴道壁肌肉收缩，身体体验到的整体快感增加。如果你在这个阶段达到高潮，你的盆底肌会出现节奏性的快速伸缩，你可能会感到身体其他部位的肌肉痉挛。同时可能还会分泌出大量的阴道黏液。

消退期。高潮过后，肌肉会逐渐放松，身体从唤醒状态恢复至常态。

在我看来，性反应的兴奋期和高潮是两回事。把它们区分开来对于帮助你了解自己的身体而言非常重要。兴奋期是兴奋感、充血和神经化学递质级联反应的过程，我将在本章下一节中具体解释。即使没有达到高潮，每个女性也可以体验到兴奋期。在那些达到高潮的女性中，有些人可以达到数次高潮，而另一些人在高潮过后阴道会十分敏感，消退期后无法承受再次达到高潮的刺激。消退期的个体差异极大，有些人可以立即进入第二轮，而另一些人的消退期可能要持续24小时。

我认为，虽然每个女性（和男性）的整个性反应过程都会经历上述的4个阶段，但了解你独特的生理反应会使你获得对身体的自主权。要学会观察身体里发生了什么，然后与之合作。现在你已经知道了性反应的4个阶段是什么，那再来感受下你的身体在每个阶段有什么不一样的感觉。在最初的唤醒期你是否需要更多的时间兴奋起来，然后才会进入到持续期和兴奋期？在消退期你感觉怎么样？你是否准备好了立即开始下一次性爱，或者感到精疲力竭或变得十分敏感？要尽可能充分地掌握使自己感到快乐的秘诀。正如你已经逐渐学会了观察自己对食物的独特反应一样，你也要不断地探索自己的身体对性刺激的反应。通过这种方式，你可以了解到自己或伴侣需要做些什么才可以让你得到你所渴望的快感，顺利度过性反应的全部 4 个阶段。

如果你觉得自己已经失去了达到高潮的能力（或者你一直没体验过高潮），那么当你通过女性健康管理方案逐渐改善激素平衡时，你达到高潮的能力也会提高。当体内的雌激素、孕酮和睾酮的水平异常时，你会失去体内神经化学物质的理想比例，而这对强烈的性反应至关重要。使激素重新达到平衡和掌握你独特的快乐秘诀，会为你创造生理基础，让你达到所期望的令人兴奋的高潮。

脑对性的反应

通过上文的介绍，你对性反应过程也有了一定的了解，但你有没有想过是什么导致了你在每个阶段所体验到的感觉不同？如果说这一切都与你的激素有关，那就不足为奇了。几十年来，科学家们一直认为性欲与睾酮的水平有关。然而，他们现在发现雌激素和孕酮的水平对性欲也起着巨大的作用。这个新发现让我感到欣慰的是，以前当性反应被认为由睾酮驱动时，它更像是一场男性的游戏，而现在它也可以被视为是女性的游戏了。此外，女性体内独特的激素特性使女性能获得更强烈的性体验。由于女性的激素是周期性的，且激素浓度在整个月经周期中会发生变化，所以女性每次性生活时的感觉都不同，这一点是不同于男性的。你天生就具备可以体验不同性爱感觉的能力。这是不是很酷？正如你在第 5 章中学到的，不同的激素浓度决定了你在月经周期所处的阶段。而由于你的性反应依赖于这些激素，它们在每个阶段的浓度也决定了你的性反应——你的精神冲动和身体是否能被唤醒。（在本章后面，我将向你展示如何在月经周期的 4 个阶段在性这一方面交叉训练，以最大限度地提高你的性欲。）

除了上述 3 种与性有关的激素（雌激素、孕酮和睾酮），性欲还受到 4 组神经化学物质的控制，即影响脑中愉悦区域的神经递质（血清素和多巴胺）、一氧化氮、催产素和皮质醇。以下是它们在性方面所扮演的角色。

负责愉悦感的化学物质。血清素和多巴胺主要作用于脑中负责让人感觉良好的区域。它们不仅能提升你的快乐体验，还会让你想要做那些能再次刺激它们释放的行为。（许多药物滥用也会导致分泌血清素和多巴胺，但可能会导致上瘾。）不知道你是否听说过某些抗抑郁药会抑制性欲，有一类叫作选择性血清素再摄取抑制剂的药物会妨碍血清素与脑中受体结合的能力。虽然这有助于改善抑郁症患者的情绪，但脑中较低浓度的血清素会使性欲降低（因为神经递质对引起兴奋至关重要）。

一氧化氮。随着一氧化氮水平的升高，体内的血管会扩张，血液流动会更畅通。同时血管扩张会使你与性爱有关的所有组织充血，敏感性增加，使你的性欲被唤醒。性爱会促进一氧化氮的释放，此外你还可以在一天中以其他各种方式促进体内一氧化氮的激增。任何能促进血液循环的活动，如运动或按摩，都可以达到同样的效果。当然，血管扩张不仅仅对性有益，还可以通过增加心脏和脑的氧合作用，降低血压水平，改善整体健康。

催产素。它是一种可以使母亲和孩子之间的联系更加紧密的化学物质。在分娩和哺乳期间，母亲体内会释放大量这种激素。在性方面，催产素会引发欲望，促进高潮，让你感觉与伴侣的关系更亲密。

皮质醇。被称为应激激素的皮质醇是你最熟悉不过的激素，它在性方面也会造成一些影响。当你处于应激状态时，皮质醇对身体造成的影响也会降低你的性反应。这是因为在你感受到威胁时，皮质醇会抑制所有对你的生存无关紧要的身体功能。它首先会抑制你的免疫系统、消化系统、生长和繁殖系统。它会干扰月经周期，从而影响你的性欲。从进化的角度来看，如果连健康都处于危险之中，显然此时怀孕是不安全的。皮质醇还会使血管收缩，血压升高。当血管收缩时，与性爱有关的所有组织便无法充血，你也就无法进入最初的唤醒期。（我们女性并不是唯一的受害者——高水平的皮质醇也会导致男性勃起功能障碍和性欲下降。）与此相反的是，性生活可以极大地降低皮质醇的水平。每次当你达到性高潮时，皮质醇水平就会大幅度下降。这听起来像是先有鸡还是先有蛋的问题（皮质醇水平过高会降低性唤醒，而性唤醒又会降低皮质醇的水平），但你也不必完全靠性刺激使皮质醇水平降低。本章中我将重点介绍一些可以给你的生活带来更多乐趣、有助于降低皮质醇水平、使你重新燃起性欲的活动。总而言之，控制皮质醇水平至关重要，因为健康的皮质醇水平可以让你产生强烈的性反应，而皮质醇水平过高则会降低你的性欲。

　　让我们回顾一下我从生理和神经层面对你的性反应进行的讲解。首先谈到了性反应分为 4 个阶段（唤醒期、持续期、兴奋期和消退期），然后提到了能促进性欲的 3 种激素（睾酮、雌激素和孕酮），最后解释了 4 组神经化学物质（血清素和多巴胺、一氧化氮、催产素和皮质醇）在性欲中起到的作用。接下来我将详细介绍它们结合在一起是如何运行的。

　　你的激素水平既决定了你月经周期的 4 个不同阶段，也在你的性反应中发挥着重要的作用——你在月经周期的 4 个阶段中的每一个阶段的性爱都可以引发最佳的神经化学级联反应。虽然你无法控制激素在月经周期的每个阶段的分泌情况，但你可以把它们视作选择性爱模式的基础，在每个阶段尝试不同的性爱模式，以体验血清素、多巴胺、一氧化氮和催产素的激增，以及皮质醇的消退。就像你可以通过改变饮食、运动和生活方式在生活中进行交叉训练以最大限度地发挥你的激素功能一样，你也可以通过性爱在你的月经周期中进行交叉训练，以提升你的欲望和身体唤醒程度。女士们，我想说的是，你才是自己性欲的创造者。你可以在月经周期的每一个阶段调控和改变它，尽可能创造出最令人满意的性体验。

成功故事：弗兰·穆尼，48 岁

症状：性欲低

　　我最初参加艾丽莎的女性健康管理方案的目的是希望做出一些改变来恢复我的性欲和精力，因为随着进入围绝经期，它们也随之消失了。那些助性药膏和激素对我的作用不大，我希望使用一些更自然的方法。

在为期 3 个月的课程中，我重新定义了自己的性观念，并且爱上了一种全新的生活方式，我每天的生活变得十分充实且充满了爱。我丈夫也非常喜欢这些改变！我还重新找到了个人目标，重新定义了"成功"的真正意义。艾丽莎是一位非常聪明、有爱心、富有洞察力和直觉敏锐的女性，是她让我提升了自我改变的能力。这个方案完全超出了我的预期——它让我成了一位全新的女性！

性欲与月经周期同步

正如我所承诺的那样，我们现在将重点关注如何在月经周期的 4 个阶段中优化你的性唤醒方式。性欲降低通常是由于欲望低，即缺乏性唤醒造成的，这会让你感觉与自己的伴侣脱节。如果你已经通过我的女性健康管理方案解决了你的激素问题，那么一旦你感受到性唤醒，性反应的其他阶段（持续期、兴奋期和消退期）也都会依次出现。由于月经周期的每个阶段的激素比例不同，所以进入性唤醒期需要一套特殊的技能。下面这些建议可以帮助你更好地完成性唤醒。

卵泡期

激素重点。雌激素、睾酮和孕酮的水平现在处于月经周期中的最低点，尽管在过渡到排卵期的过程中其水平也会提高，但卵泡期意味着你的性欲也可能处于最低点，当然这也会因你处于卵泡期的不同时间点而略有不同。

性爱重点。将注意力集中于唤醒期，精神上产生渴望性爱的欲望的同时身体上也要产生欲望（如起到润滑作用的阴道分泌物增加）。也就是说，要先进行大量的爱抚、按摩和前戏（无论你是独自一人还是与他人一起）。还记得第 5 章中说过你在这个阶段接受新事物的能力是很强的吗？在卵泡期适合进行长时间的大量前戏，并尝试各种新的方式。

排卵期

激素重点。在排卵期，由于睾酮和雌激素的分泌正处于峰值，以及黄体生成素（孕酮的前体）和卵泡刺激素的激增，因此不需要太多的性刺激你就可以进入唤醒期。排卵期是你生育能力最旺盛的时期，此时你的身体已经做好了进行性生活的准备。因为在排卵期宫颈分泌物会使阴道保持润滑（尽管这与性爱过程中产生的润滑分泌液不同），所以你可能会更顺畅地从唤醒期过渡到持续期。

性爱重点。在排卵期，你既在精神上渴望性爱，体力也正处于最高峰，所以尽情释放自己吧！这个时期适合进行较密集、充满激情、有身体接触的性爱（无论你的个人兴趣如何）。

黄体期

激素重点。在黄体期的前半段，睾酮水平依然很高，同时孕酮水平达到峰值，雌激素的水平也达到一个峰值。在黄体期的后半段，睾酮水平下降到卵泡期水平，雌激素和孕酮水平也开始下降。

性爱重点。这些激素的变化对性反应来说意味着在黄体期的前半段，你可能仍然渴望性爱，但此时你可能需要更多的刺激才能达到高潮。当性爱过程处于持续期时，可以借助一些额外的刺激，如振动器或其他玩具来增加感觉。在黄体期的后半段，你可能不再有性爱的激情了，所以唤醒期需要花更多的时间进行前戏，寻找一些能让自己兴奋起来的方法，增加最初唤醒期的兴奋感。有了适当的前戏唤醒，你很快就会发现自己下体湿润起来，并准备好接受更多，你的身体反应会告诉你这一点。

月经期

激素重点。此时激素水平会迅速降至最低。如果你的月经期较短，在月经期的前几天出血较多，这意味着你的激素水平下降的速度很快并会快速下降至整个周期的最低点。如果你的月经期较长且开始时血量较少，就意味着此时雌激素水平可能偏高，孕酮水平可能偏低，因此你的不适感可能会更严重。

性爱重点。关于月经期能否进行性生活的问题因人而异。如果你经常患尿路感染（如酵母菌感染），那么在月经期间要避免性生活，因为此时细菌感染的概率会增加。对于在月经期有不适症状的女性来说，体内不平衡的激素水平可能会让你在月经期对性不感兴趣——不过这没有关系。正如在这个阶段暂停其他体育运动来让你的身体多休息一样，你也可以在这段时间禁欲几天。不过，有很多女性发现在月经期进行性生活可以缓解经期痉挛和偏头痛，并且享受在月经期性爱时不同于平时的感觉。总而言之，让你的身体成为你的引导者。

用性爱平衡激素

如果你读这本书的原因是你有月经或生育问题，那么利用你的月经周期进行性爱方面的交叉训练对于激素治疗来说也非常有益。

首先，性爱对女性有十大健康益处（下文中列出），这些益处可以改善内分泌系统的整体状态。

其次，将月经周期与性生活同步可以保证肾上腺的健康。除了皮质醇水平会在性爱过程中大大降低（意味着将压力激素从体内清除）外，我在上文中为每个阶段提出的不同建议还会让你的精神和身体在性爱过程中感受到能量的同步。这意味着你可以利用性爱来滋养你的肾上腺，而不是消耗它们。这就是为什么我建议你在精力旺盛的排卵期（而不是在身体最需要休息的月经期）进行频繁、充满活力的性生活。

性爱对女性的十大健康益处

性爱可以改善盆腔周围器官的血液循环，为各个器官输送营养物质，促进健康组织的生长，有助于调节月经周期。比起禁欲或很少有性生活的女性，每周至少有一次性生活的女性拥有正常月经周期的概率更大。

性爱可以通过激活下丘脑（负责调节食欲、体温和情绪）和垂体（可以调节生殖激素的释放，促进排卵和宫颈黏液的分泌），提高生育能力和促进健康。

性爱可以提供全面的淋巴按摩，有助于身体自然排毒，改善情绪，有助于预防癌症。

性爱可以维持雌激素水平，保持阴道组织的柔软，预防骨质疏松和心脏病。

性爱可以通过提高内啡肽的水平和降低皮质醇的水平，让人进入深度放松状态。

性爱可以提高"奇迹分子"—— 一氧化氮和脱氢表雄酮的水平。脱氢表雄酮是一种能够改善脑功能、平衡免疫系统、帮助维持和修复组织、促进皮肤健康的激素。

性爱可以使女性看起来更年轻。研究表明，和伴侣的关系和谐无压力，每周性爱 3 次可以让你看起来年轻十岁。

性爱可以增加 20% 的抗炎细胞——有助于抵抗普通感冒和流感。

性爱可以治疗偏头痛，并通过提高疼痛阈值来治疗其他类型的疼痛。

性爱可以提高催产素的水平，催产素与激情、直觉和社交技能有关，是一种使人产生亲密感和成就感的激素！

绝经后的性生活

如果你现在已经绝经，即不再有月经了，那么可以找一些新的方法提高性生活质量。现在我要告诉你一个鲜为人知的小秘密——女性的性欲会随着时间的推移而增加，更年期后的性欲更容易被控制。这听起来似乎有些违背常理，但其实是因为绝经后体内不再像以前一样充满各种激素波动。绝经后的女性的雌激素－睾酮－孕酮的比例始终如一，她们的雌激素、睾酮和孕酮的水平比有月经的女性低，但绝经后的女性体内这三者的比例和月经周期中卵泡期的雌激素－睾酮－孕酮的比例类似。因此，就像在卵泡期一样，你的注意力、精力都应该集中到性反应的唤醒期。

> 要为自己设定一个期望值，性爱的目标不是"做完"
> 就行，而是要用各种方法使愉悦感最大化。不要敷衍了事，
> 要充分享受性爱的过程。这意味着在性爱之前，你是否愉
> 悦地度过了一整天。要学会扩展愉悦的定义。
>
> 你知道了那些激素在性反应中所起的作用，你就能明
> 白为什么要尽可能多地把时间花在前戏上，以及在一天中
> 寻找愉悦的体验是多么重要。你可以通过一些感官实验，
> 了解如何使自己进入唤醒期，创造更丰富的性生活。

激情被点燃

许多人认为性欲仅是发生在卧室里的事情。但我觉得性的定义应该更宽泛，性欲是指你给予和接受快乐的能力。基于这个定义，试着用一种新的方式来思考性欲：为了让你能在性爱中感到兴奋，你需要对日常生活中的其他事情也感到兴奋。性欲问题的部分关键原因在于当你听到"愉悦感"这个词时，你想到的可能仅仅是肉体上的愉悦感。不妨换一种想法，试着在一天中发生的各种事情中寻找快乐。如果你在生活中很难感受到快乐，那么你也很难在性爱中充分感受到快乐——甚至连性爱的欲望都没有。如果你时常感到疲倦、无精打采，或精疲力竭，我相信你完全明白我说的是什么意思。你的精力水平和性欲是直接相关的。每周工作 40 多个小时，同时还要兼顾社交生活，甚至还要照顾孩子和家庭，这样劳累的日常生活几乎不可能让你还有渴望性爱的念头。但我要告诉你们如何重新获得这种快乐。

让我们先从改变自己的心态开始。我知道你很忙，充满责任感的你恨不得在24个小时里完成30小时的事情。但是想象一下这种可能，你不需要改变任何需要做的事情的范围，只需要改变你做事情的方法即可。也就是说：带着更多的愉快感去度过你的每一天。这就是我所说的活力心态。问题的关键在于：你如何在日常生活中找到更多的乐趣呢。

例如，晚上下班回家后，你仍有几十封与工作相关的电子邮件等着发送。你可以选择埋头苦干，伴随着沮丧感、紧迫感和怨气一口气完成所有工作；你也可以选择点上几支蜡烛，放上音乐，换上舒适的衣服，尽可能多地享受这个过程；你还可以在写邮件时用心选择一些措辞来展现出你有多么热爱目前的工作，让收件人感受到你们之间的感情连接。这些细微的改变可以为你的生活方式和性欲带来显著的转变。

创造你的愉悦秘法

你可以在性爱变成难题之前（以及之后）将最初的唤醒期延长数小时。将下列事项安排在每日、每周或每月计划中，会让你在每一天中都感受到快乐，帮助你在脑中创造神经化学平衡，使你更享受唤醒期的兴奋感。

· 禁止食用消耗肾上腺的食物和进行消耗肾上腺的活动。远离咖啡等刺激物至少一个月，注意一下你的感受如何。每天进行30～40分钟的体育运动，如散步，但要避免剧烈运动，如跆拳道或短跑，因为身体会将其视为压力源。

· 每天服用两种补剂：维生素C和南非醉茄。这两种补剂都有助于修复肾上腺，增强肾上腺的功能。

· 每天睡前安排 5 ~ 10 分钟的放松活动。例如，
涂抹护肤品、阅读、冥想。

· 每周安排 30 分钟的自娱自乐活动。尝试不用玩具，
只用你的手和手指来获得更好的高潮体验，这样
可以使一氧化氮对身体的益处最大化。

· 每周安排 30 分钟的放空时间。尽量减少各种刺激。
可以小睡一会儿，也可以坐在被大自然环绕的室
外休息。

· 摄入足够的健康脂肪酸。可以通过食用牛油果、
食用油、坚果和种子来维持生殖系统健康。

· 多食用可以滋养肾上腺的食物。要尽量多食用些
蓝色或黑色和黄色或橙色食物给身体充电，这些
食物是增强体力和性欲必不可少的物质。蓝色或
黑色食物：黑大豆、黑芝麻、黑米、海产素菜（如
海带）、黑巧克力。黄色或橙色食物：胡萝卜、
橙子、红薯、杏、南瓜。

　　与其说提高每天的生活质量是为了性爱，不如说是为了培养愉
悦感，确保日常生活中的生理、情感和激素水平不会被消耗殆尽。
现在你已经了解了性欲的生物学特性，非常神奇的是这些小小的改
变就能使你进入最初的唤醒期。当你在一天中感受到快乐时，与性
欲相关的神经化学物质就会以某种方式受到影响——血清素、多巴
胺和一氧化氮会被释放；每当你感觉与某人亲近时，你体内的催产
素就会激增。这些会使皮质醇水平下降。换句话说，你在一天中为

自己注入的快乐越多，你的身体就越容易被唤醒。

　　如果你想更好地了解我所说的卧室外的性欲是指什么，看看美食就知道了。人们之所以不分昼夜地观看美食节目是有原因的。每一位厨师都充分诠释了激情二字——他们充满热情地追求自己热爱的东西，享受烹饪中的每一个小细节（尽管可能很简单），并在与他人分享自己的热情的过程中迅速成长。当你去农贸市场时，不妨停下来观察一下。你会看到这里的人们都处于唤醒期——闻食物、触摸食物、品尝食物、谈论食物。因为食物具有如此多的感官体验，所以这是提升你对性的感知力的最简单的方法之一。（进食时细嚼慢咽有助于防止进食过量，还可以改善消化，帮助身体吸收营养—— 一个额外的益处。）如果你喜欢烹饪或刚开始学习烹饪，那么你要知道，你不仅要在最终的结果中体验乐趣，还要在整个过程（从列出购物清单，到购物、烹饪、上菜和享用）寻找乐趣。这是一个能给你带来很多快乐的过程，当你把一顿饭菜摆在餐桌上时，你会惊讶地发现，原来自己的精力可以这么充沛。而这正是健康性欲的精髓所在！如果你在一天结束时感到倦怠和精疲力竭，那么你肯定没有心情和余力考虑性生活。但是如果你一直在寻找那些看似不起眼的快乐，当终于有机会休息时，你会发现自己是如此放松和自在。

给予和接受

　　让我们再来回忆一下性欲的新定义——你给予和接受快乐的能力。你已经看到了，当你积极地给自己创造快乐时，它会给你的生活带来多大的不同，但还有另一个组成部分——接受快乐，对健康的性欲同样重要。从生物学的角度来看，男性从给予中获得快乐，女性从接受中体验快乐。但我注意到，从总体上来说，大多数女性都不太喜欢接受的感觉。我遇到过一些女性，如果她们家里没有准备好茶水和点心、客厅没有收拾好，她们就不会邀请客人来家里做客。如果她们觉得自己没有什么可以给予对方的话，她们宁愿不接受他人陪伴的乐趣。对大多数女性来说，不善于接受的原因源于从身边的女性那里接收的一些信息，正是这些信息塑造了我们关于休息、自我享受、快乐和消遣的各种信念。

花点时间想一想你在生活中是如何给予和接受的，二者的比例如何；然后进一步扩大你的调查范围，做一个"接受度调查问卷"（我在 FLO 生活中心一对一咨询辅导中常用的调查方法），即选出 5 位关系亲密的朋友和家人，先问问他们，在与你相处的过程中，你是如何给予他们帮助和使他们感到快乐的，再问问他们是否觉得你从他们那里接受了帮助并获得了快乐的体验。令人震惊的是，根据我掌握的调查数据，99% 的人在这项调查中的第二部分表现得并不出色。从逻辑上讲，如果你在日常的社交关系中无法做到欣然接受，那么在与伴侣的性关系中做到坦然接受（哪怕你心中其实渴望接受）对你来说也会是一个巨大的挑战。

练习提高接受能力的一个方法是学会接受他人每天给予你的慷慨帮助。当你真的留意这件事时，你可能很快就会发现，在生活中接受的机会比你想象得要多。当别人询问你是否需要帮助时，不要下意识地说"不用，谢谢"，或者不要在接受别人的帮助前就先考虑如何回报他，你只要学会说"是的"就可以。学会接受伴侣帮你按摩肩膀的好意。当你的闺蜜要请你吃午饭时，你要学会说"好的"。

学着让其他妈妈来承担这一天的拼车任务。学会欣然接受别人的好意，其实是一件很简单的事，却又充满了强大的力量，它能让你的时间更充裕、精力更充沛，感受到不一样的快乐。

大多数女性与伴侣在进行性生活时，往往得不到自己需要的东西，因为她们认为自己有责任给对方带来快乐。请将注意力从给予快乐转移到接受快乐，这会给你们的亲密关系带来巨大的改变。重要的是要意识到，随着年龄的增加，学会接受快乐对于完美的性生活体验越来越重要；你可能需要采取更多的方式和花更多的时间去练习接受快乐。在 20 岁左右时，性爱犹如干柴烈火一点就着。你可能不需要太多刺激就能达到高潮。但是随着年龄的增长，这种情况也会随之改变。因此，你的性需求也会随之发生变化。性不仅仅是追求感官刺激，同时也增加了你和伴侣的亲密度。

如果你的激素发生了紊乱，你会发现你无法像以前一样达到高潮，无法获得最大的快感，或者只有极少数时候才能达到高潮。请放心，这不仅是因为你累了，也并不意味着你和伴侣的关系出现了问题。这仅仅是生物学上的事实，如果整个内分泌系统的负担太重，让性器官肿胀和充血则需要花更长的时间，也就意味着需要更多的精神和身体上的刺激。也许此时此刻的你需要先泡个澡、点上蜡烛和换上干净的床单，然后才能在性生活中获得性快感，尤其是如果你已经有了孩子。那么就先去泡澡、点蜡烛和换床单吧。但这并不是说性生活变成了一个需要精心维护的事情；而是因为你想要感受更多的快感，而所有这些都有助于你更容易进入最初的唤醒期，让你的体内有能够唤醒性欲、使性器官充血和达到完美性体验所必需的神经化学物质释放出来。因此，请想方设法创造一个适合的环境来迎接性体验。创造一个能让你放下身边一切的环境，尽情享受伴侣在那一刻给予你的快乐。此外，要继续使用前面提到的可以制造性快感的工具，不断巩固与你的月经周期（通过 4 阶段中的可以每一个阶段）的合作关系。

健康的性自我表达——十大法则

生活方式与激素周期同步

保持生殖器官和性器官的健康

进行压力管理以平衡肾上腺并提高性欲

让男性能量和女性能量达到平衡

接受他人的帮助并传递快乐

给予他人快乐和帮助，同时不要过度牺牲自我

改变对于女性的刻板印象

减少对理想性伴侣的要求

积极追求你的喜好并创造性欲

培养和发展你在生活中的休闲和探索意识

避孕药和性欲

避孕药的一个常见副作用是抑制性欲。2006 年发表在《性医学杂志》上的一项研究发现，避孕药能显著降低血液循环中的睾酮水平。根据我的经验，对激素敏感的女性更有可能受到影响。在正常的月经周期中，性欲通常会因为睾丸激素的激增而增加——一次是在排卵期，另一次是在黄体期。然而，服用避孕药会使导致性欲增加的这两次高峰消失。我的建议是，如果你在性欲方面遇到了困难，并且目前正在服用避孕药，那么请把戒断避孕药作为恢复

你性欲的方法之一。

与艾丽莎一对一时间

无论你是想重获性欲，还是想要尽可能地创造更丰富的性体验，养成规律的自我愉悦练习都是极其重要的。通过这种练习，你会建立起信心，明确自己的身体可以对刺激做出相应的反应，还可以训练脑释放正确的神经化学物质来回应这些刺激。你要学会探索自己的个人快乐秘诀，当你有性需求时，可以随时创造快乐。和常规的性爱一样，自我愉悦可以带来所有生理和心理益处，如催产素和一氧化氮水平的激增，以及皮质醇水平的下降。以下是具体方法。

如果你是从零开始练习——极少或从来没有自我愉悦过，从每周练习 30 分钟开始。逐步增加到每周进行两次 30 分钟的训练，然后尽可能延长每次的训练时间——最好是 1 小时或以上。只要能让自己感到平静、注意力集中和兴奋的事情都不妨尝试一下，如点上蜡烛、播放音乐、保持平躺、在床上或是在温暖的浴缸里都可以。

在最开始的 15 分钟里，手要远离乳头、乳晕和阴蒂。先用手刺激其他的性敏感部位，如大腿内侧、腹部、臀部、前臂内侧和胸部上方。

然后逐渐靠近阴蒂。使用芦荟配方的润滑剂，尽可能多地花时间体验持续期，逐渐累积兴奋的感觉，而不是直达高潮。探索触摸阴蒂的所有不同部位。一些女性的阴蒂左上方很敏感，而有些女性则是右上方敏感。你感觉碰触哪里会更舒服？还要尝试不同类型的触摸方法：从下到上、画小圈圈或大圈圈、轻缓触摸或快速触摸。尝试触摸内阴唇和阴蒂周围的所有区域。

　　当你感觉自己快要达到高潮时，在最后几分钟里既可以用手也可以使用振动器。如果使用振动器，请使用最低震动频率。因为你会发现，当进入这种高度兴奋的状态时，你不需要太多的刺激。最后，在达到高潮后，好好享受一下消退期。彻底放松，就像瑜伽课结束时做的仰卧式一样（即躺尸式）。闭上眼睛，把一只手放在胸口上方，另一只手放在下腹部。均匀呼吸，全身心放松，沉浸在你刚刚创造的所有感觉中。

后记 以基于生物节律
的生活方式生活

每次我在做演讲、主持研讨会或与女士们进行一对一的交流时，总有人问我同样的问题："还有更多的内容吗？"答案是当然有了。

这正是我喜欢女性能量和身为女性的原因——我们天生善于调查研究。身为狩猎－采集这种原始生活方式中的采集者，我们女性的脑实际上天生具有善于收集资源的能力。在数字时代，这意味着收集信息。当你对自己的身体情况感到困惑，想立即获得正确的信息时，你会开始上网研究。不幸的是，当你处理与健康问题有关的信息时，筛选信息的过程实在是很繁杂，有些信息令人感到沮丧，有些信息过于学术化，还有一些不太可信。我永远不会忘记我第一次在搜索引擎中输入我的病名时的情景——我快要崩溃了，因为网络上给出的病情预后不容乐观，而且我好像是世界上唯一一个经历过这种情况的人。那时我还没意识到，我的情况和你们许多人一样，我其实并不孤单。

当你践行我的女性健康管理方案时，那些关于如何治愈你身体的答案会自然浮出水面。在这个过程中你需要一名指导你如何改变饮食的教练，并帮助你坚持下去，取得最后的成功。这本书中有你需要的改善激素健康的各种方法，会对你的生活产生非常多的影响，但它只是终生冒险的开始。我不想再看到任何一名女性在不适的症状中挣扎，并错误地认为作为女性天生要承受这些，感觉不舒服是正常的。我不能接受的是，我们忍受了如此多的疾病，却没有一个公认的优秀方案能解决这些问题。

加入女性健康管理方案

我创作的这本书是帮助你逐步获得成功的基石。当你以基于生物节律的生活方式生活时，一定会有意想不到的细微差别发生在你的日常生活中。无论在生活中遇到什么困难，这本书都将确保你每一天都能顺利地将方案的各个方面付诸实践。

你可能还记得，女性能量的一个原则是女性在团队合作时的学习效果更好——我每天都能看到这一原则得以证实。我观察到当我的患者有机会和别人交流互动时，她们会更容易坚持新的生活方式。交流的过程不仅仅是在交换信息，也是在分享生活方式。

成为女性健康密码的代表

我希望这段旅程会给予你一些启发，让你乐于在网上或面对面与你身边的女性分享你的经历。我简直数不清有多少女性曾对我说，"如果我早知道女性健康密码，我就不会花这么多年的时间忍受不必要的痛苦了。"我总是鼓励她们与身边的女性分享这一资源，这样在未来就不会再有其他女性怀着同样懊丧的心情向我倾诉同样的话。

每位女性都值得获取到一些简单易得的信息和工具，在她最需要这些信息和工具的时候和地点为她提供帮助。我知道孤立无助的感受，因为我自己也经历过。我曾经也是一名一直在寻找答案却总是走投无路的女性。但当我恢复健康并创造了这个方案后，我就有了分享我所知道的信息的特权，我希望你也能为身边的女性做同样的事情。如今，在美国有 2000 多万的女性正遭受着某种激素问题的折磨。我无法想象如果每位读者如你一样开始分享她按照我的女性健康管理方案的建议生活的经历，我们将在女性医疗保健领域共同创造出什么样的转变。

每当见证一位女性的转变，我都会因此受到鼓舞、激励和生出钦佩之情。当我收到某位女士的电子邮件，得知她 3 年来第一次有了规律的月经周期，或者得知她在开始践行这个方案后她终于怀孕了时，我的心情也会随之高涨。我已经在设想这位女士在她以后的生命中能够做出的不可思议的事情了，因为她已经获得了激素健康和潜在的能量。我希望你能将本方案分享给你身边的女士们，因为通过调整饮食和与身体的合作，我们才能真正解决这些影响我们生活方方面面的问题。我深感自豪的是我创建了帮助身体自愈的方法和平台，以确保世界各地的女性都能获得拥有健康身体、清晰头脑和创造力的权利。让我们一起展开关于如何成为一名激素健康女性的有效对话。

寻找你的力量

从女性能量的角度来看，力量指一种通过合作来创造变化的能力。你已经获得了改变健康状况的力量。我发现能够保证这些变化持续下去的方法是参与到超出小我之外的事情中。这样做可以激励我们成为最好的自己，我们就有精力从事我们所热爱的事业。可以将其视为一种新形式的健康保险，以防自己偏离女性健康管理方案。现在你已经知道了，我希望你将自己的身体作为成功的基础来实现自己的目标。能够借助我的女性健康管理方案获得健康，过上美好的生活。我希望你能着眼于全局。当你以基于生物节律的生活方式生活和创造你所热爱的生活时，想一想你能如何帮助那些没有受过教育和无法获得医疗保健、无法掌控自己身体、没有经济能力的女性。这些都是我非常热衷的事情——你能想象一个所有女性都能享有基本自由的世界吗？我知道，上面这些对于能否实现我梦想中的生活来说至关重要，我梦想着未来全球所有女性都有能力带领自己走向更健康的生活。通过加强自身健康，你就有能力帮助世界各地的女性更好地接受教育、获得更多的工作机会以及结束性虐待和身体虐待。

我们可以共同开创一种新的模式，为所有女性提供健康和机会。我们所有女性都因我们独特而充满活力的生物化学特质联系在一起。我们照顾好自己的身体，也帮助世界各地的女性更好地照顾自己。

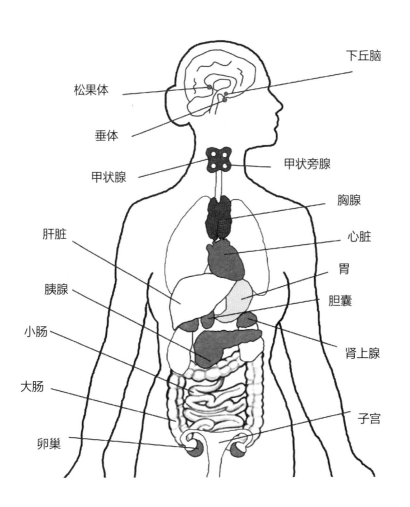

下丘脑

松果体

垂体

甲状腺

甲状旁腺

胸腺

心脏

肝脏

胃

胰腺

胆囊

小肠

肾上腺

大肠

子宫

卵巢

各个器官与腺体的位置图